食事を変えてラクラク解決!

脱うつレシピ

医学博士・循環器専門医 大塚 亮・著

管理栄養士 小林浩子・レシピ

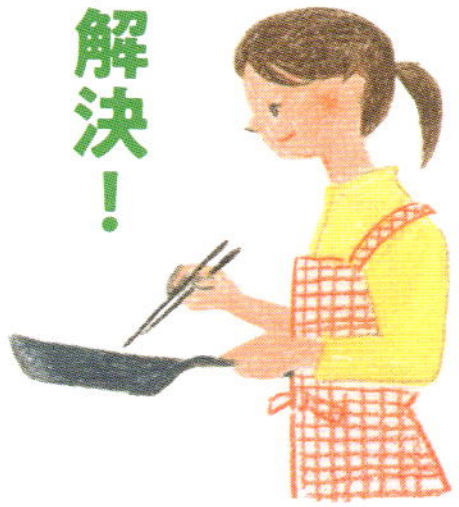

MIKU

はじめに

足りていない栄養を補えば、うつ病や発達障害は劇的によくなる！

私が診療をしていて一番に感じるのは、内科的には問題がないのに、不快な症状を訴える患者さんが多いこと。

たとえば、循環器の疾患ではないけれど胸が苦しい、疲れやすくて脈が速い、自殺のリスクはなさそうだが抑うつ傾向にある、などの症状です。

問診を進めていくと、そういう患者さんたちの食習慣にはいくつかの共通点があることに気がつきました。それは次のようなものです。

1 **カロリーを減らすために脂肪の多い食事は控え、夜はサラダだけにしている**

2 **健康のため毎朝スムージーだけを飲み、野菜中心の食事にしている**

3 **「日本人は米だ！」と、お米にこだわり、たっぷりとるようにしている**

4 **常温で固形になる油脂は体内でも固まるから、肉やバターは体に悪いのだ、と極力食べない**

5 **朝昼兼用で、コンビニのおにぎりかそばだけを食べている**

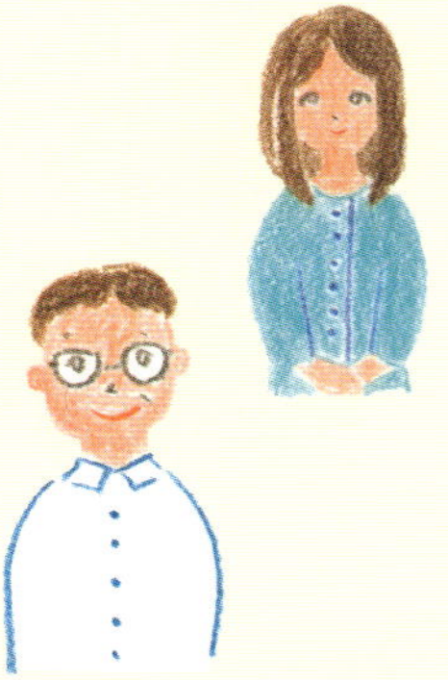

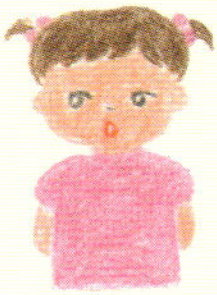

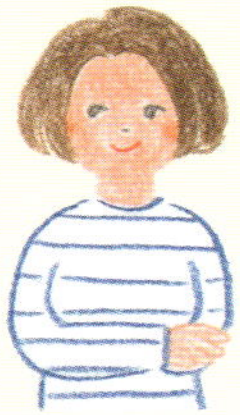

近年、原因不明の症状やうつ症状で悩まれている方、発達障害と診断されている子どもの中に、栄養不足が原因で発症、悪化しているケースがあることが知られています。こんな飽食の日本で栄養不足なんて考えられないと思うのは当然ですが、パスタやラーメン、スイーツなど糖質に分類される食べ物が非常に多く、食事は糖質過多になりがちです。これでは、必要な栄養素は満たされません。実はこうした細胞レベルでの栄養不足が、原因不明といわれる不定愁訴《ふていしゅうそ》やうつ病、発達障害などをまねいているケースがあるのです。

その治療法として有効なのは、足りていない栄養を補うこと。それが、私が治療に取り入れている「栄養療法」です。

この栄養療法を取り入れてから、原因不明の症状やうつ病、発達障害などを訴えている患者さんの症状が劇的によくなることをたびたび経験しました。自分自身も食べ物をないがしろにしがちでしたが、改めて食べるものの大切さを実感したほど。

本書には、その栄養療法をもとに、うつ病などのつらい症状や発達障害から脱するために必要な栄養についての知識をはじめ、レシピを掲載しています。

本書が、あなたがつらい症状から脱出する一助となれば幸いです。

医学博士・循環器専門医
大塚 亮

食事を変えてラクラク解決！ 脱うつレシピ もくじ

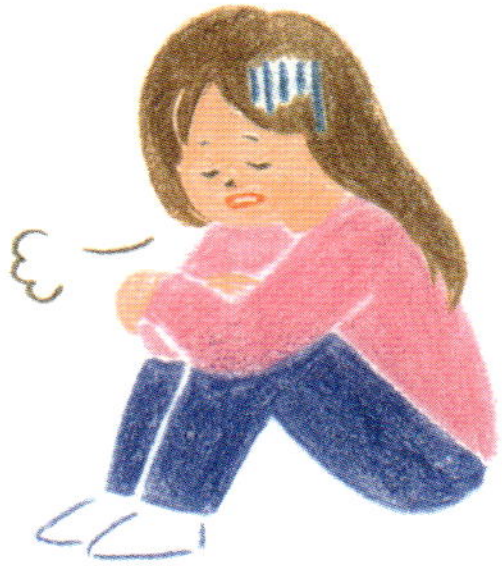

CHAPTER 2

自宅で手軽にできる脱うつレシピ集

STEP2　ガッツリ！栄養補給メニュー

STEP3　続けてみよう！1週間メニュープラン

CHAPTER 1

栄養不足がうつ症状をまねく!

体の不調が食べ物と関係しているのは、理解できる気がするけれど、うつ症状も食べ物が原因となっているとは思えない人が多いのでは？
充実した日常を送る心と体を保つため、食べ物で大切なことは、体に必要な栄養を不足することなく十分にとることです。その理由をくわしくこの章でひもといていきましょう。今の状態から脱する、根本的に解決する道が見つかるかもしれません。

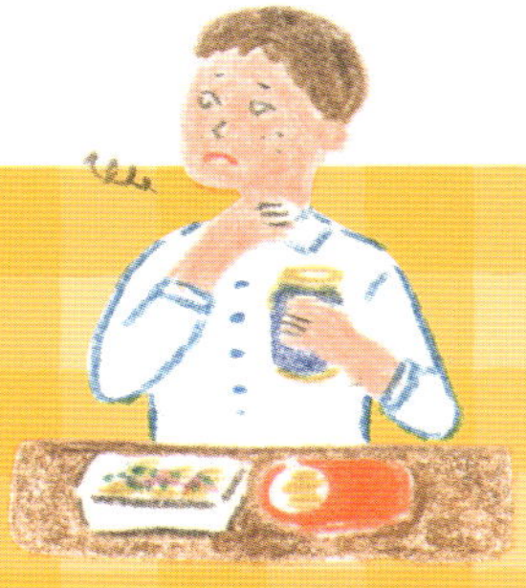

理由がわからない不調は、うつのサインかもしれません

内科的な原因もわからず治療もできない、厄介な不《ふ》定《てい》愁《しゅう》訴《そ》

「疲れやすく、体がいつもだるい」「脈が速くて胸が苦しい」「朝起きると頭が痛い」など、具体的な症状があっても、医者にかかると身体的にはどこにも異常が見つからない。

このような状態を「不定愁訴」と呼びます。ほとんどは内科的な原因が不明なため、根本的な治療はできません。そのため、治癒するのが難しい症状です。

しかも、病名がないため、周囲の理解も得られません。家族からは「気のせいじゃない？」と言われて済まされたり、単に怠けたいだけなのではないかと仮病を疑われる場合もあるようです。

こんな気分になることはありませんか？

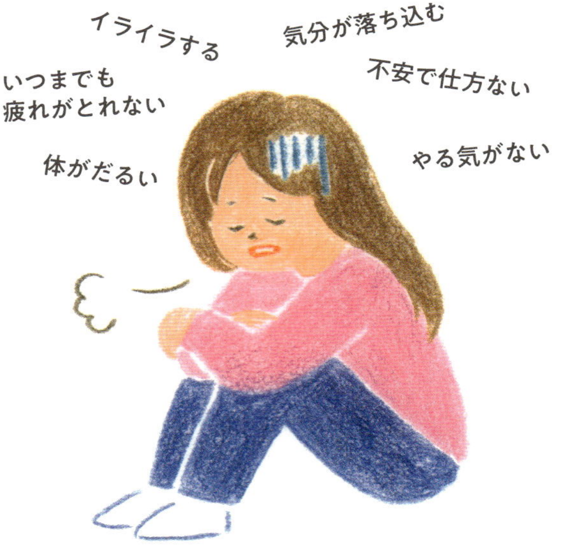

イライラする
気分が落ち込む
いつまでも
疲れがとれない
不安で仕方ない
やる気がない
体がだるい

本人はとてもつらい思いをしているのに、周りに理解者もいないのであれば、途方に暮れるしかありません。

実は、こういった不定愁訴は、軽症うつ病である可能性が非常に高いといえます。

私のクリニックで栄養療法を行っている患者さんたちも、最初は不定愁訴で来院された場合がほとんどです。原因不明の頭痛やめまい、倦怠感、動悸《どうき》など症状はさまざまですが、調べてみると、軽いうつ病だったということが多いのです。

軽症のうつなら、見過ごさず早めの対処で自分で治すことも！

うつ病というと、「何も手につかなくなる」「不眠の状態が続く」「死にたくなる」など、もっと重い症状を想像する人も多いでしょう。

実際に、アメリカ精神医学会で定められたうつ病の診断基準「精神疾患の診断・統計マニュアルDSM-5」には、そのような症状があるかを問う項目があります。

しかし、そこまでの重い症状に進行していなければ、この診断基準では見過ごされてしまうこともあります。

うつ病は明確に診断できる疾患ではないため、診断基準が少し変わるだけで診断にも差が出るのです。「まさか自分がうつだなんて!?」と思わず、まず自覚することが不定愁訴を改善するうえでも、治療の第一歩となります。どんな病気でも早期発見が大切といわれるように、うつ病も早期発見、早期治療のメリットは大きいといえます。「気のせい」と見過ごさないで、早いうちに対処することで、治療の期間も短くて済むのです。

また、精神科を受診しなければならないとなると気が重いものですが、軽症のうちならば本書で紹介する栄養療法で、薬に頼ることなく症状が軽快する場合もあります。

まずは次のページのチェックリストで、あなたのうつ病の重症度を自己診断してみましょう。

CHECK TEST

うつチェックテスト

「自分は大丈夫！」と思っていても、うつは突然やってきます。
この２週間を振り返って、次のような症状があるか、
「はい」か「いいえ」に○をつけてください。
では早速、あなたの心の健康をチェックしてみましょう。

1	ほぼ毎日のように一日じゅう 憂うつな気分が続いている	はい いいえ
2	何に対しても 興味や喜びを感じられない	はい いいえ
3	食欲の減退、もしくは増加が激しく、 体重が減った、または増えた	はい いいえ
4	毎日不眠、 もしくは寝すぎてしまう	はい いいえ
5	落ちつかず、 集中力がなくなった	はい いいえ
6	疲れやすく、 何事にもやる気が起きない	はい いいえ

7	自分には価値がないと感じて 自信を喪失している	はい いいえ
8	思考力が落ち、自分で何かを 決断できなくなったと感じる	はい いいえ
9	自殺を考えることがある	はい いいえ
10	将来に希望が持てず、 虚しさを感じる	はい いいえ

診断結果を発表します！

「はい」についた○を数えて書き込みましょう。

「はい」の数　　個

0～2 個
うつ状態ではありません

うつの可能性は極めて低いですが、1、2にあてはまる人や、2週間以上症状が続いたりしたときは注意を。

6～8 個
中程度のうつ状態の可能性

うつ病の傾向があります。放置すると重度のうつ病を引き起こしかねないので、すぐに対処しましょう。

3～5 個
軽度のうつ状態の可能性

うつ病の入り口にいる可能性があります。現在の状態がさらに続くようであれば、適切な処置が必要です。

9 個以上
重度のうつ状態の可能性

人間関係や日常生活、仕事などに支障をきたしているのではないでしょうか。早めに医師に相談しましょう。

近年多く見られる「うつ」。実は栄養不足が原因

栄養不足をまねいているのは健康食に対する固定観念

チェックテストで悪い結果が出たからといって、落ち込む必要はありません。

近年、うつ病や不定愁訴の多くは、栄養不足で起こることがわかってきました。食生活を見直すことで、つらい症状は改善する可能性があるのです。

「飽食の日本で、栄養不足なんて信じられない！」と思うのは当然です。しかし、現代の日本では、高血圧やメタボリック症候群などの生活習慣病を気にして、高カロリーの食べ物や肉・脂質の食べすぎは健康に悪く、野菜中心の和食がいいというような考え方が根づいています。実は、その考えが細胞レベルでの栄養不足になっているのです。

糖質中心の食生活では体に必要な栄養素がとれない

カロリーを気にして、肉や脂質を食べない人がどんな食事をしているかというと、糖質の多い食事です。丼物、パン、パスタやうどん、ラーメンなどの麺類は、忙しいときでも手軽に食事ができて、満腹感も得られます。こうした糖質中心の食生活では、体に必要な栄養素は満たされません。ちゃんとした食事をせずに、スイーツで一食を済ませてしまう人もいるようです。また、女性の場合は、体型を気にして、常時ダイエットをしているという人も多いでしょう。

いずれにせよ、このような食生活を続けていれば、実質的に栄養不足を引き起こすのです。

不定愁訴を持つ人に共通する 間違った食習慣

ヘルシーに見えるものもありますが、以下のような食習慣によって
栄養不足を引き起こし、心身の不調の原因になっているかもしれません。

✖ カロリーを減らすために
脂肪の多い食事は控えている

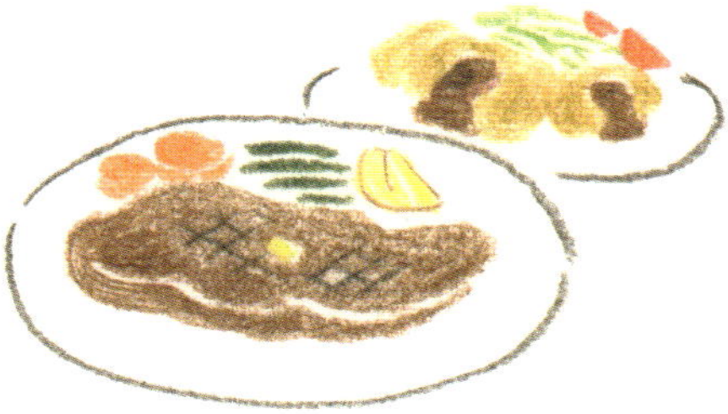

✖ 健康のため朝食は
スムージーだけ、
そのほかの食事も
サラダのみなど野菜が中心

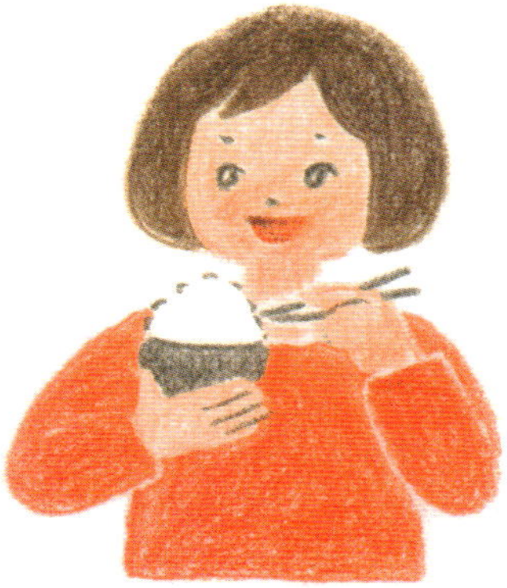

✖
「常温で固形になる油脂は
体内でも固まる！」と
肉やバターは体に悪いと思い込み、
食べないようにしている

✖「日本人は米だ！」と
お米にこだわり、
たっぷり
食べるようにしている

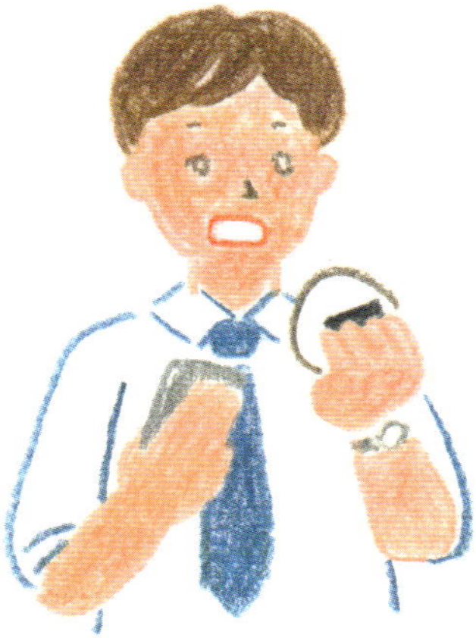

✖
いつも朝昼兼用で
コンビニのおにぎりやそばなど
炭水化物に偏ったものを
食べている

毎日食べているものが体や心の健康に影響している

不定愁訴で来院する患者さんを診察すると、だいたいの人に足りていないのが、たんぱく質、ビタミンB、鉄、亜鉛、ビタミンDです。

これら5つの栄養素は、細胞をつくるとともに、心のバランスを整えるように働くホルモンや、免疫に関わる抗体、脳内の神経伝達物質などの材料にもなります。不足すると、感情を司るホルモンのバランスが崩れ、免疫異常も引き起こします。すると、慢性的な疲労感、倦怠感、頭痛、抑うつ的症状、アレルギー症状など、原因不明といわれる不定愁訴の症状が出るのです。

うつはさまざまな原因でなりうるのですが、その一因が栄養不足といわれるのは、こういう理由からなのです。毎日食べているものが、体や心の健康にも大きく影響しているといっても過言ではありません。

少ない材料でつくられた細胞では、ストレス社会に太刀打ちできない

人間の体はおよそ37兆個の細胞でできています。そのうち３０００〜４０００億個の細胞が毎日新しくつくられ、入れ替わっています。

その細胞の材料となっているのはおもに脂肪酸とたんぱく質、ミネラルです。栄養不足になると、これらの細胞の材料が不足し、正常に働ける細胞を体内でつくることができなくなってしまいます。

しかし、体は少ない材料でも、なんとか細胞をつくろうとします。少ない材料でつくられた中途半端な細胞では、ストレスの多い現代社会では太刀打ちできず、うつ症状や不定愁訴を抱える人が増えるのは明らかです。

人間が生きていくうえでは、指一本動かすだけでも、あらゆるところでエネルギーが必要になります。栄養が不足すれば、そのエネルギーも不足し、細胞レベルで元気がなくなってしまうのです。

栄養の欠乏によるうつ症状

たんぱく質＋ビタミンB欠乏うつ （⇒16～19ページ）

心の元気には欠かせない

気分や感情に作用するアミノ酸の供給源であるたんぱく質、その代謝に不可欠なビタミンBが足りないと原因不明の不調が現れる。

亜鉛欠乏うつ

（⇒24～27ページ）

味覚が鈍くなったら注意

脳の機能を調整する役割のある亜鉛。不足すると味覚や嗅覚、記憶に障害が起こり、うつの症状が現れる。日本人は特に不足しがち。

鉄欠乏うつ

（⇒20～23ページ）

特に女性に多い傾向

心を元気にする脳の神経伝達物質の合成に欠かせない鉄。女性は特に、月経や出産などで鉄不足に陥りやすいため要注意。

ビタミンD欠乏うつ

（⇒28～31ページ）

冬に不足しがちな栄養素

骨をつくるイメージがあるが、脳の活動を支え、ストレスから脳を守る働きも。室内作業が多い人は足りていない可能性あり。

「うつかな？」と思ったら避けるべき食べ物

右に挙げたような糖質の多い食べ物は、イライラや精神的な不安など、うつ症状をまねきます。徐々にでも、できるだけ減らす努力が必要です。

✖ **精製された糖質を多く含む食べ物**

白米、ラーメン、パスタ、うどん、そば、パン

✖ **果糖・ブドウ糖・液糖を含む食品**

清涼飲料水、ジュース、
市販のドレッシング、焼肉のたれ

✖ **甘いお菓子**

ケーキ、アイスクリーム

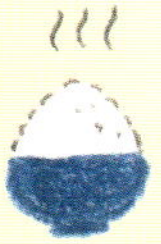

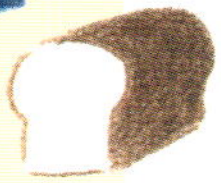

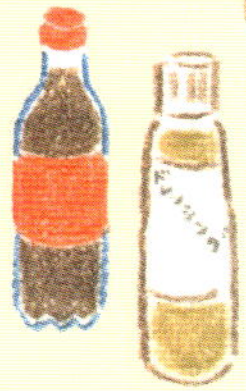

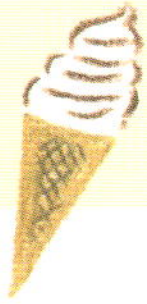

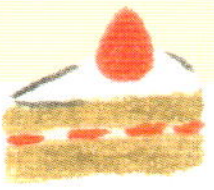

ためておくことができないので、毎日必ずとろう

たんぱく質＋ビタミンB欠乏うつ

たんぱく質、ビタミンBが欠乏しやすいのはこんな人！

- □ 倦怠感、疲労感が強い
- □ 朝起きられない
- □ 頭痛が多い
- □ 口内炎ができやすい
- □ 胃腸の調子が悪い
- □ ストレスが多い
- □ 仕事は真面目に全部こなしている
- □ 忙しくて食事はないがしろにしがち
- □ ストレス発散にスイーツをよく食べる
- □ お酒をよく飲む

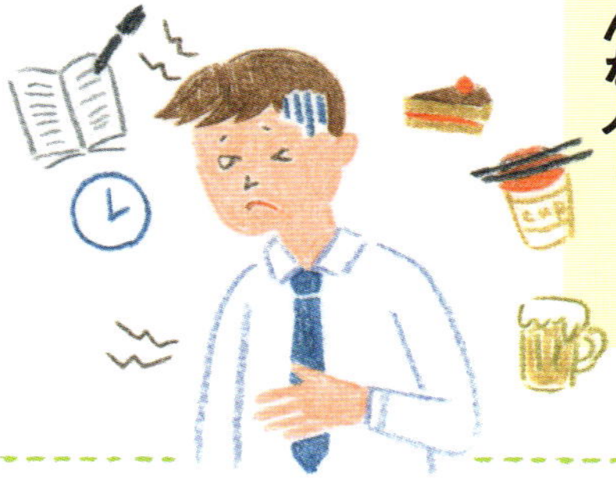

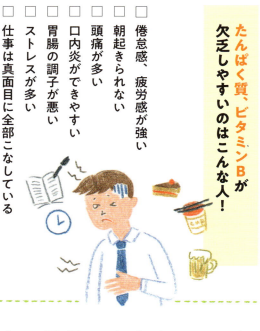

たんぱく質とビタミンBは栄養療法の柱

脳が正常に機能するためには、アミノ酸が欠かせません。アミノ酸はたんぱく質を構成するもととなるものです。体内で合成できるものと、できないものがあるため、できないものはたんぱく質として食事からとらなければなりません。

また、たんぱく質を体内で有効に使うためには、同時にビタミンBが必要になります。この2つが不足すると、感情をコントロールする「セロトニン」や「ドーパミン」などの脳内物質の材料がなくなり、気分が落ち込む原因となります。体にためておくことができなく、とるとすぐに使われるため、とりすぎるということはありません。どちらも安定的に毎日とることを心がけましょう。

たんぱく質とビタミンBはセットで働く

体内に入ったたんぱく質が分解され、新しいたんぱく質に生まれ変わるには、ビタミンBが必要です。健康な状態では、摂取したたんぱく質と同じ量のたんぱく質が、ビタミンBによって常に分解と合成を繰り返しています。ビタミンBが足りなくなれば、この代謝は正常に行われなくなり、細胞の入れ替わりがスムーズに行われません。

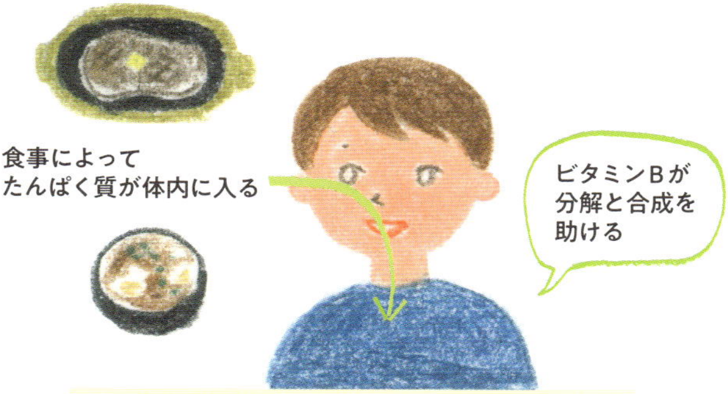
食事によって
たんぱく質が体内に入る
ビタミンBが
分解と合成を
助ける

細胞、筋肉、内臓、血液成分、酵素、ホルモンなど、人間の体を形づくるもののほぼすべてが毎日生まれ変わる

代表的なビタミンB群の役割

脂質の代謝や成長に欠かせない
ビタミンB_2

別名「発育のビタミン」ともいわれ、発育を促し、脂質の代謝に使われる。皮膚や髪、爪などの細胞の再生にも関わっている。

赤血球の生成を促す
ビタミンB_{12}

アミノ酸や脂肪酸の代謝、赤血球の成熟に関わる。葉酸と協力して骨髄で正常な赤血球をつくるのに働くため、悪性貧血も予防する。

脳や神経の働きを正常に保つ
ビタミンB_1

糖質を脳や神経機能を正常に保つためのエネルギーとして使えるよう、分解する過程で働く。不足すると疲労感が改善しない。

アミノ酸の代謝や免疫機能を維持
ビタミンB_6

アミノ酸の代謝を助け、免疫機能の正常な働きの維持や皮膚の抵抗力の増進、赤血球のヘモグロビンや神経伝達物質の合成も行う。

たんぱく質を豊富に含む食品

体の2割を構成し、幸せを感じる脳内物質の材料になる「アミノ酸」の供給源となるたんぱく質。貯蓄できないので、必要量を毎日とりましょう。

1日に必要な摂取量の目安

体重1kgにつき1~1.5g　50gを目標に!!

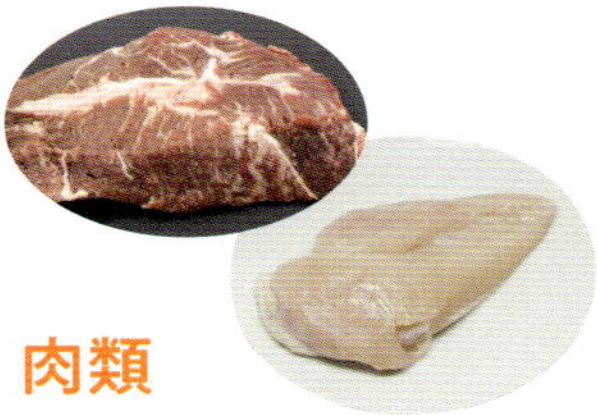

肉類

牛肉100gにつき20g含まれる。豚肉ならもも肉や肩ロース、鶏肉ならむね肉やささみを選ぶと効率よくたんぱく質がとれる。

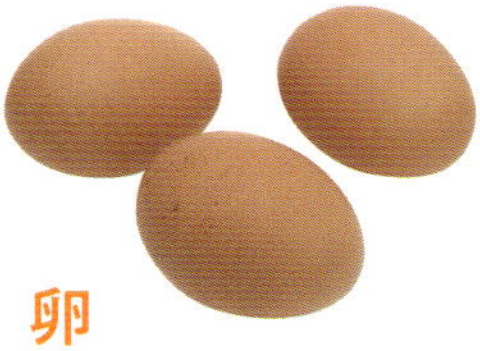

卵

「完全食品」と呼ばれるほど、良質なアミノ酸、ビタミン、ミネラルを含む。卵1個につきたんぱく質6g。

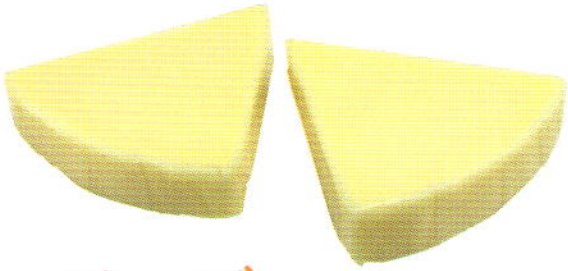

チーズ

生乳成分を凝縮させて作るチーズには、たんぱく質も凝縮。種類によりたんぱく質の含有量も変わる。

たんぱく質はアミノ酸スコアの高いものを

体内で生成することができない必須アミノ酸の量を示す「アミノ酸スコア」。たんぱく質を多く含む食材の中でも、この数値が100に近い食品ほど効率よくアミノ酸をとることができます。このページで挙げている食品からは、いずれもアミノ酸スコアが高い良質なたんぱく質がとれます。

魚類

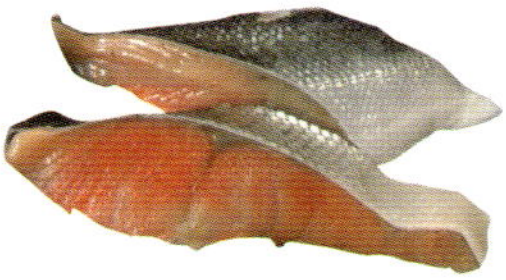

意外にも白身魚に属する鮭は、魚の中でたんぱく質含有量が一番で、100gにつき20g含まれる。たら、鯛、まぐろなどの赤身もおすすめ。

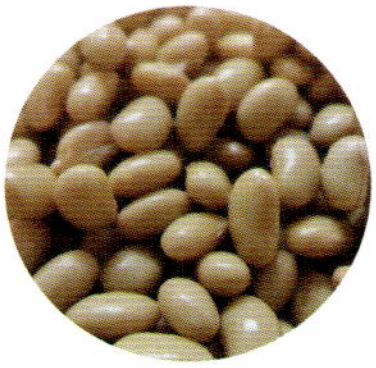

豆・大豆加工品

豆類や豆腐、納豆、おからは、高たんぱくで低脂肪の食材。納豆は1パックにつき12g、豆腐は半丁につき10g含まれる。

ビタミンBを豊富に含む食品

たんぱく質の代謝に欠かせないビタミンB群は、水溶性のビタミンです。効率的にとるには、「煮る」か「蒸す」調理法が損失率が少なく済みます。

1日に必要な摂取量の目安

ビタミンB群

B_1=1.0mg、B_2=1.0mg、B_6=1.5mg、B_{12}=2.4μg、ナイアシン=15mgNE

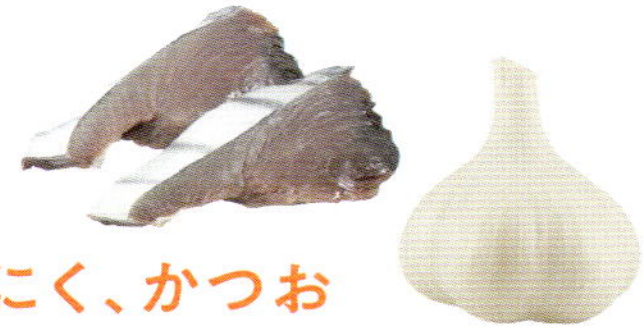

B_6

にんにく、かつお

かつおの血合肉にはビタミン、ミネラルがバランスよく含有されている。にんにくはビタミンB_1の吸収も助ける。

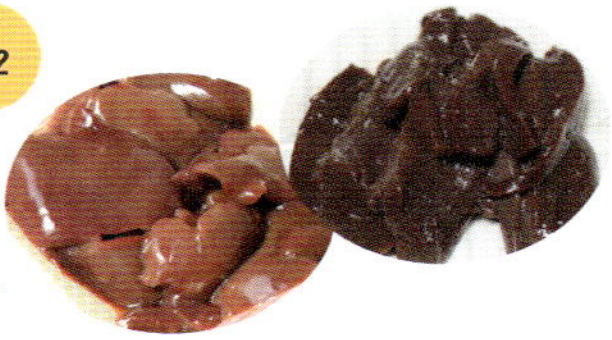

B_2 B_{12} ナイアシン

レバー

ビタミンB_2とナイアシンは牛・豚・鶏レバーに、ビタミンB_{12}は牛・鶏のレバーに特に多い。良質なたんぱく質と鉄分もとれる。

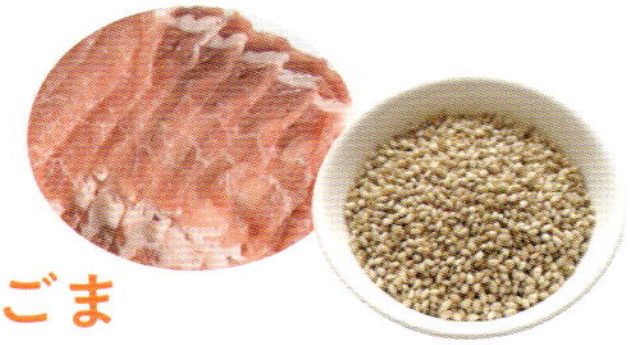

B_1

豚肉、ごま

豚肉は120gで1日の必要摂取量を満たせる。ごまはすりつぶして使ったほうが、ビタミンB_1の吸収がよくなる。

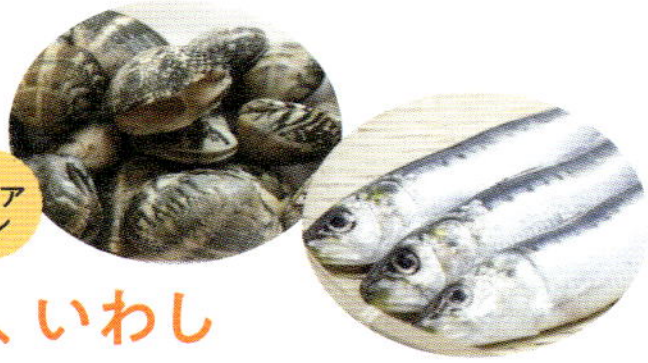

B_{12} ナイアシン

あさり、いわし

あさり100gに含まれるビタミンB_{12}の割合は貝類中で随一。いわしにはナイアシンが豊富なうえ、DHAやEPAの良質な脂肪酸もとれる。

この本のおすすめレシピ

- いわし水煮缶のオムレツ（⇒47ページ）
- 鶏むね肉のプチトマ塩麹（⇒50ページ）
- さば缶のアヒージョ（⇒51ページ）
- バターしょうゆステーキ（⇒67ページ）
- 牛肉の和風トマト煮（⇒70ページ）
- おからサラダチキン（⇒74ページ）
- 鶏のゆずこしょう鍋（⇒74ページ）
- レバー入りハンバーグ（⇒77ページ）
- さばの味噌煮（⇒80ページ）
- 鮭缶のクリーム煮（⇒84ページ）

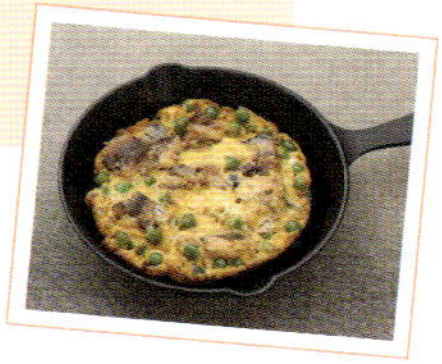

鉄分欠乏うつ

貧血と診断されていなくても、ほとんどの女性が不足している

鉄分が欠乏しやすいのはこんな人！

- □ 生理がある女性
- □ 子ども
- □ イライラしやすい
- □ 集中力がない
- □ 爪がガタガタ、変形し、割れやすい
- □ 氷を好む
- □ 肌荒れしやすい
- □ 手足が冷える
- □ 生理不順、過多月経、生理前の体調不良
- □ 出産歴がある

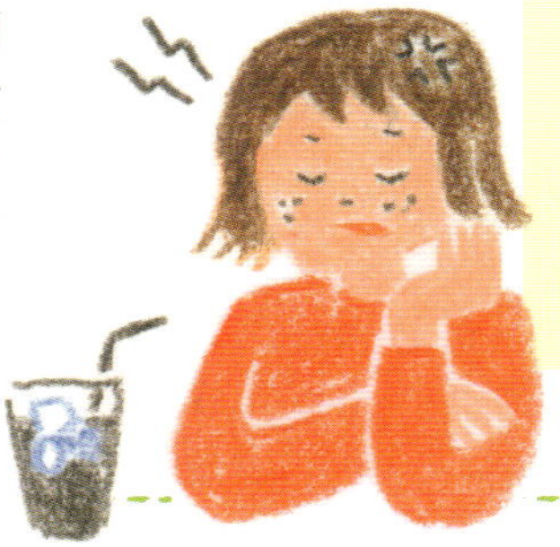

妊娠中の鉄分不足は胎児の鉄分不足もまねく

鉄分は、全身の細胞や組織に酸素を届けて貧血を予防するとともに、脳内神経伝達物質の合成にも欠かせない栄養素です。不足すると精神や神経症状に問題が生じます。女性は月経や出産で血液を失ったまま、鉄分不足を補えない人も多く、健康診断で問題がなくとも、詳しく調べるとほとんどの場合で足りていません。特に妊娠中の女性は多くの鉄分を必要とします。不足すると生まれてくる胎児も鉄分不足に陥り、発達遅れにつながる恐れもあるため、食事やサプリメントで毎日鉄分をとる必要があります。鉄分欠乏は爪にも症状が現れます。やわらかくて割れやすい、爪のアーチがない、白っぽくて光沢がない場合は要注意です。

体内の鉄分はこんなふうに使われている

約70% 機能鉄として体内で働く

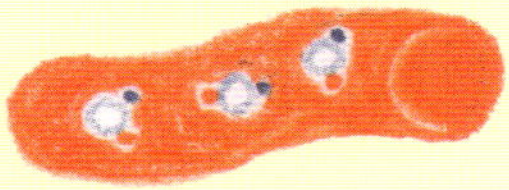

血液中で酸素を運搬

血液中の赤血球のヘモグロビンを構成する成分となり、肺で取り込んだ酸素を血液に乗せて体内の各組織に運搬する。

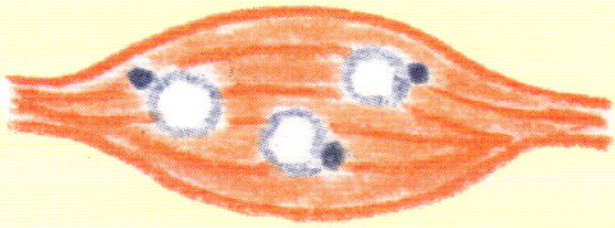

血液中の酸素を筋肉に取り込む

筋肉の色素たんぱく質となって、ヘモグロビンが運んできた酸素を譲り受け、筋肉の中に酸素を送り届ける。

約30% 貯蔵鉄として蓄えられ、機能鉄の不足時に働く

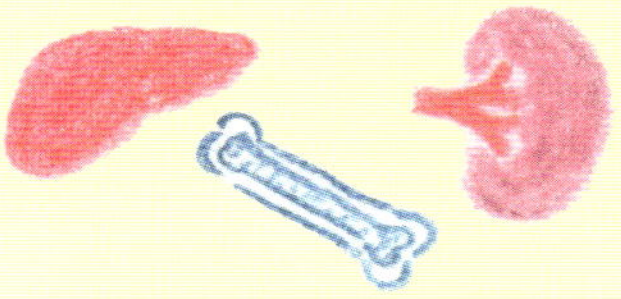

肝臓や脾臓、骨髄などにフェリチンやヘモシデリンとして蓄えられ、機能鉄が不足したときに補えるように貯蔵鉄となる。

約0.3% 酵素の一部として働く

肝臓で毒素を分解して解毒に働く酵素や、エネルギーの代謝に関わる酵素の一部として鉄分が使われる。

ほかにもまだある！ 鉄の働き

脳の正常な働きをコントロール

アミノ酸、ビタミンB群、ビタミンC、亜鉛とともに、脳の働きを司る神経伝達物質をつくる。

コラーゲンを生成

美肌を保つコラーゲンの材料となるため、不足すると肌のたるみやシワにも。

骨の健康を保つ

コラーゲンは骨の要素になり、骨の質と関わる。鉄分不足は将来の骨粗しょう症をまねく。

免疫力を高める

免疫細胞は血液からの酸素を栄養に活性化。鉄分欠乏で酸素不足になれば免疫力も下がる。

疲労を回復する

運動時に分泌される疲労物質、乳酸の上昇を抑制し、運動疲労の回復に関わる。

鉄分を豊富に含む食品

植物性の非ヘム鉄と動物性のヘム鉄があり、吸収率がいいのはヘム鉄。
非ヘム鉄もヘム鉄や動物性たんぱく質と同時にとると吸収が高まります。

1日に必要な摂取量の目安

男性 18歳未満＝**4.5〜11.5mg**（年齢により増減あり）
18歳以上＝7.3mg
女性 18歳未満 月経あり＝**10.5〜14mg**（年齢により増減あり）
月経なし＝**4.4〜10.0mg**（年齢により増減あり）
18歳以上 月経あり＝**10.5mg**
月経なし＝**6.3mg**

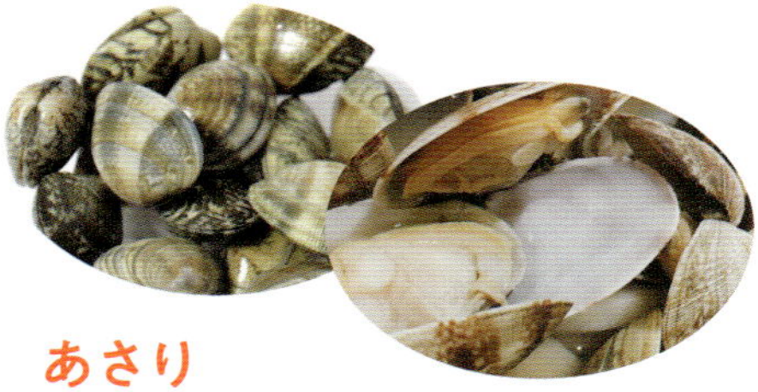

あさり

30gにつき11mgのヘム鉄が含まれる。ビタミンCの多いトマトなどと合わせると、鉄分の吸収率を上げることができる。亜鉛やビタミンB_{12}も豊富。

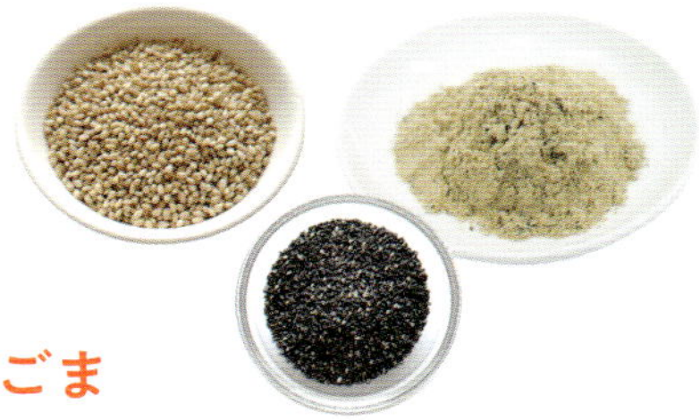

ごま

ごまのような種子類は、粒のままでは栄養は吸収されないで排出される。すり潰すと消化しやすい状態になる。大さじ1杯に1.0mg含まれる。

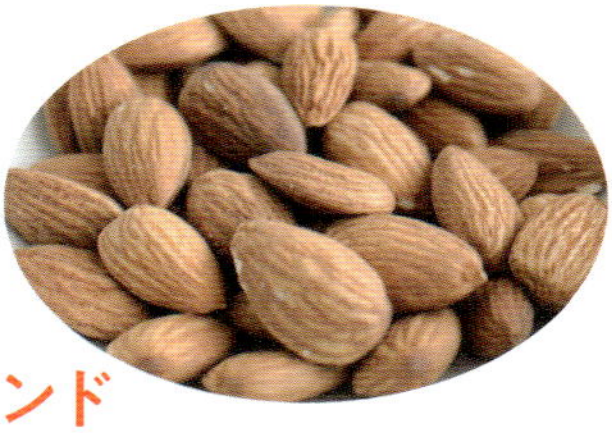

アーモンド

栄養素の代謝にいいビタミンやミネラルをバランスよく含む。生活習慣病に効果のある良質の脂質もとれる。

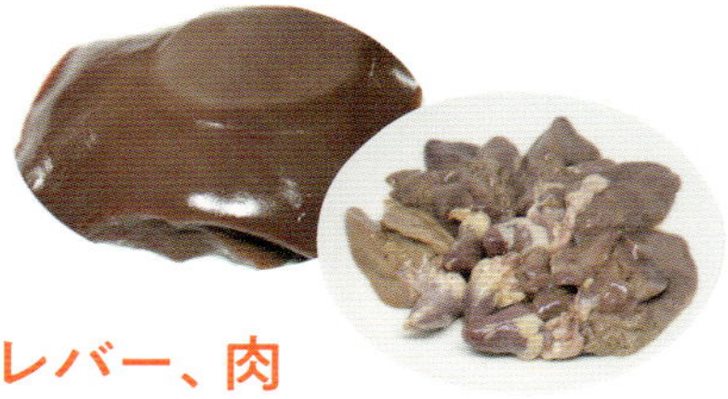

レバー、肉

豚レバーの鉄分量が一番多く、50gにつき6.5mgのヘム鉄。牛肉だと100gにつき2.7mg。しょうゆや酢で調理すると、吸収率がアップする。

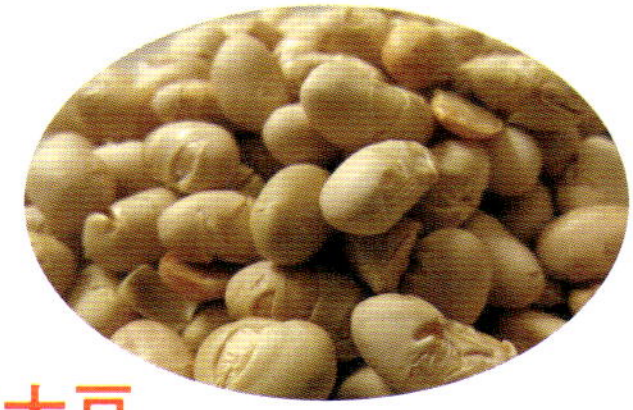

煎り大豆

100g中7.6mgの鉄を含む。すでに加熱してあるので、水で戻しただけでゆで大豆のように使えるのも便利。

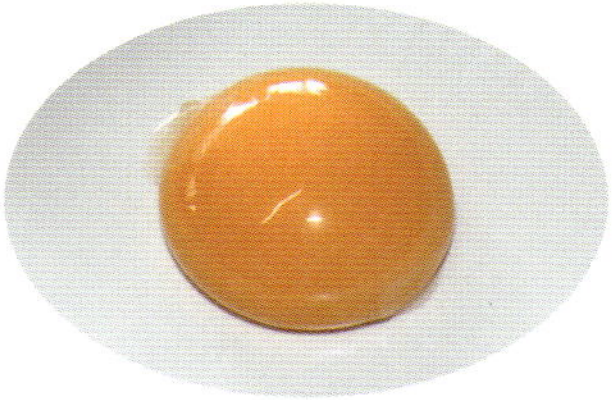

卵黄

卵黄1個（20g）に6mgの鉄を含む。卵の栄養成分のほとんどが卵黄に集中。亜鉛などのミネラルも豊富。

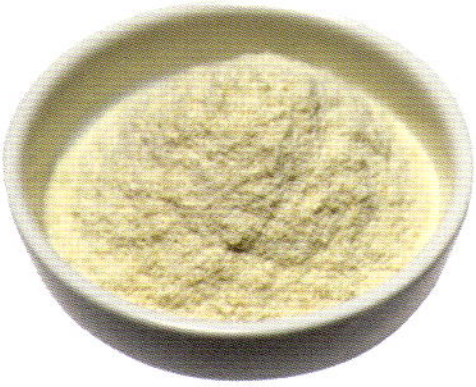

おからパウダー

おからを乾燥させ粉末状にしたもの。100g中4.9mgの鉄分を含み、料理にかけるだけでたんぱく質もとれる。

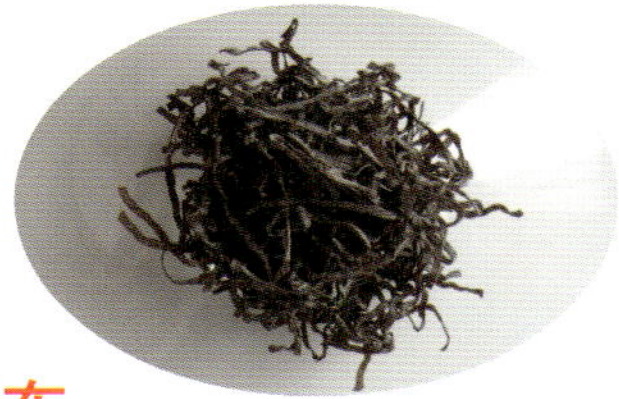

塩昆布

100g中4.2mgの鉄分を含む。あえ物などの味付け代わりに使い、鉄分を少し足すのに便利。

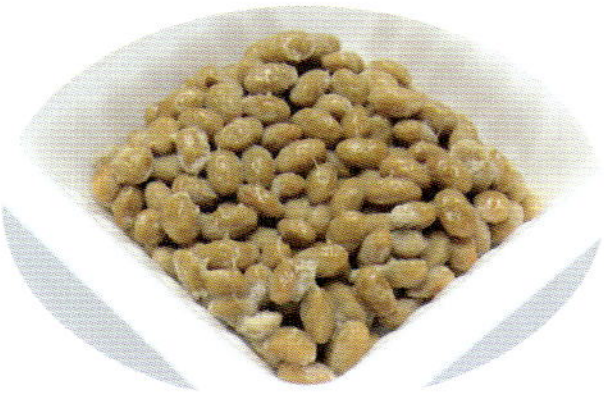

納豆

納豆は1パック（50g）に1.7mgの非ヘム鉄を含有。ほかの鉄分の多い食材と組み合わせ定期的にとりたい食品。

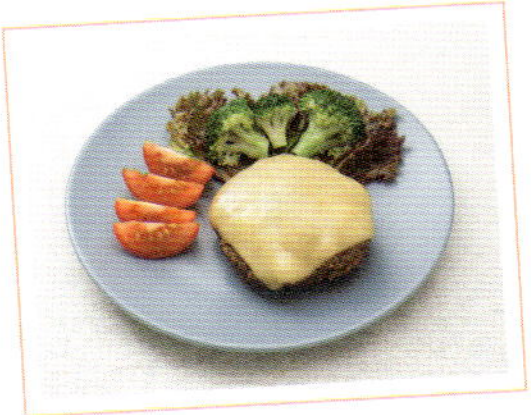

この本のおすすめレシピ

- 豚とあさりの雑炊（⇒44ページ）
- いわしと水煮缶のオムレツ（⇒47ページ）
- ひじきと大豆のバターしょうゆあえ（⇒54ページ）
- 豆苗ドライカレー（⇒64ページ）
- 牛肉の和風トマト煮（⇒70ページ）
- レバー入りハンバーグ（⇒77ページ）
- さばの味噌煮（⇒80ページ）
- アクアパッツァ（⇒83ページ）
- 牛肉とあさりの甘辛煮（⇒90ページ）
- レバーのこってり味噌炒め（⇒94ページ）

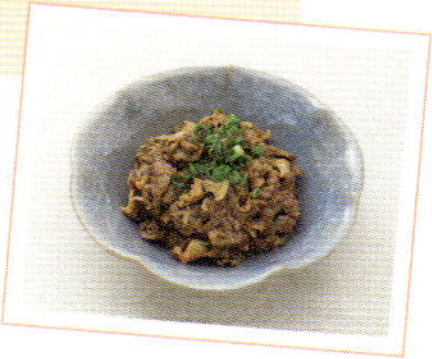

亜鉛欠乏うつ

全身のあらゆるところで使われるのに、日本人には不足しがちな栄養素

亜鉛が欠乏しやすいのはこんな人！

- □子ども、または高齢である
- □味覚が鈍くなった
- □爪に白点がある
- □風邪をひきやすい
- □肌荒れしやすい
- □傷が治りにくい
- □精力が落ちた
- □お酒をよく飲む
- □コンビニ飯でよく食事をする
- □胃腸の調子が悪い

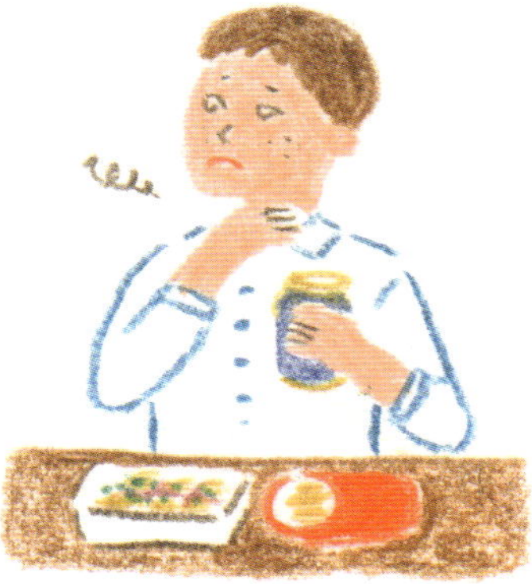

味覚障害は亜鉛欠乏のサイン

亜鉛は細胞分裂、ＤＮＡの合成や複製に関与し、脳内では記憶を司る海馬に多く存在する栄養素です。記憶の形成や感覚伝達など脳の機能を調整する役割も担うため、不足するとそれらがうまくいかなくなり、味覚や嗅覚の異常、記憶障害を起こします。育ち盛りの子どもの場合は、亜鉛が不足すると細胞分裂がうまく進まないので成長障害となり、低身長や発達の遅れの原因となります。

また、亜鉛は老化を進める活性酸素を排除する酵素を働かせるために必要です。高齢者で亜鉛不足になると、老化はどんどん加速します。傷が化膿して治りにくい場合も、亜鉛不足で細胞分裂がスムーズにいかないからかもしれません。

亜鉛は100種類もの酵素に関わっている

亜鉛は、免疫、消化、吸収、代謝、排泄に関わる100種類もの酵素を活性化させ、正しく働かせるために必要不可欠なミネラル。体に直接的に働かなくても、間接的に働き体の機能をサポートしているため、亜鉛が不足すると体じゅうのあらゆる部分で不調が起こりやすくなります。酵素は体内でつくり出せてもそれを働かせるための亜鉛は食事からでなければとれません。加齢とともに胃腸での吸収率も下がるので、年を重ねるほど意識してとる必要があります。

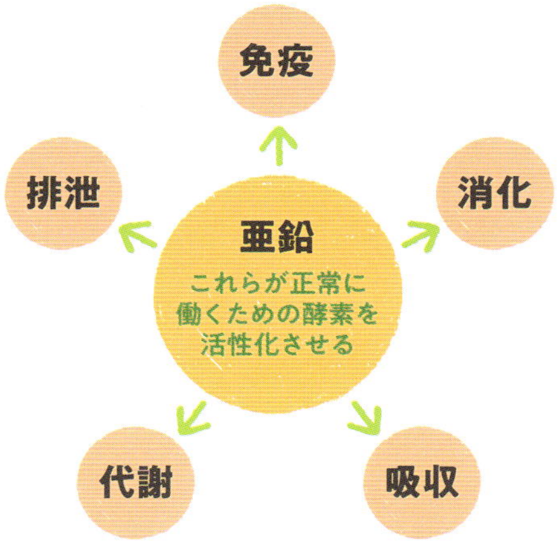

亜鉛のおもな働き

細胞分裂の促進
細胞分裂を促し、体の成長を促進。成長期や妊娠中は、亜鉛は特に重要。

傷の治りを早くする
亜鉛はたんぱく質を合成するため、細胞の代謝をよくして傷を早く治す。

アンチエイジング
老化物質を除去する酵素を活性化。体内の酸化を抑制し、若々しさを保つ。

免疫力の活性化
免疫システムが細菌やウイルスを攻撃する働きの手助けをする。

DNAの合成および複製
細胞分裂の際に、DNAを合成したり複製するために亜鉛が使われる。

精子をつくる
精子の原料であるたんぱく質やDNAの合成には亜鉛が必要不可欠。

生理周期を整える
ホルモンの分泌を調整、女性ホルモンを活性化させ生理周期を整える。

味を感じる味蕾《みらい》細胞を活性化
味蕾は代謝が活発なため、代謝に関わる亜鉛不足で味覚障害が起こる。

亜鉛を豊富に含む食品

日本人にはもともと不足しがちだといわれる亜鉛。
水溶性ミネラルなので、溶け出た汁も食べられる調理法がおすすめです。

1日に必要な摂取量の目安

18歳未満＝**3～10mg**（成長するに従い増加）
男性 18歳以上＝**10mg**／**女性** 18歳以上＝**8mg**

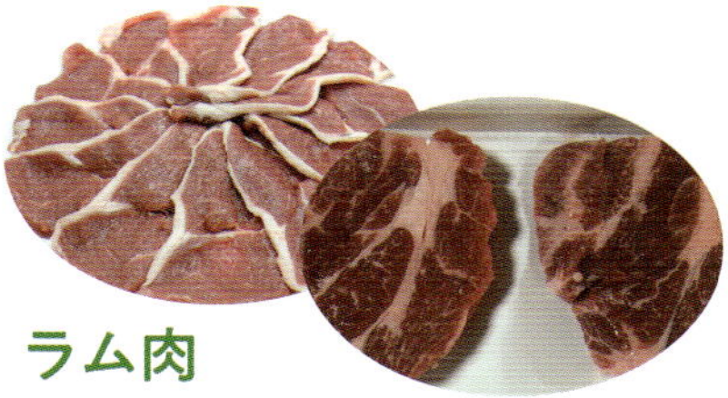

ラム肉

高たんぱく食材でもあるラムのもも肉には、100ｇ中3.9mgもの亜鉛が含まれる。鉄分も２mgと豊富。

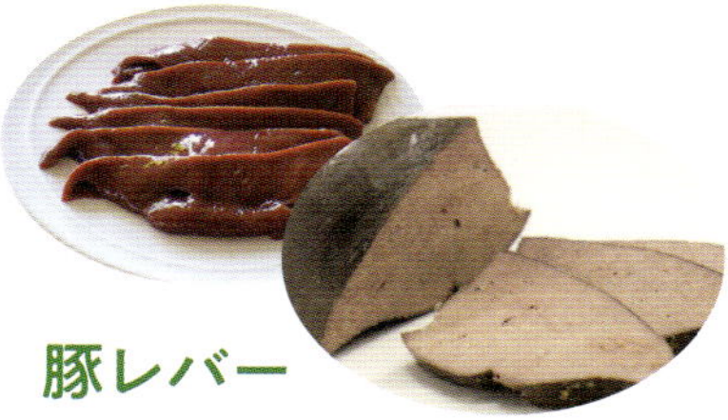

豚レバー

100g中6.9mgと、亜鉛含有量ではカキに次いで多い豚レバー。ビタミンCの多いニラと炒めれば、吸収率もアップ。

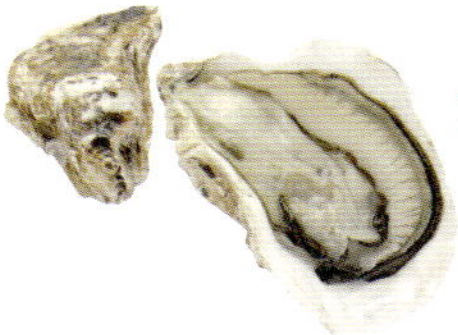

カキ

もっとも亜鉛の量が多く、100gにつき12mg含まれる。季節を選ぶ食材なうえ好き嫌いが多い食材なのでこの本のレシピにはないが、ソテーやフライにして積極的にとることをおすすすめ。

効率的に亜鉛をとるなら、食べ合わせにも注意！

亜鉛は体内での吸収率が悪いので、効率的にとるなら吸収促進効果があるビタミンCやクエン酸を多く含む食品と合わせてとりましょう。また、食品添加物には亜鉛の吸収を阻害するリン（リン酸塩）が含まれることが多いため、加工食品などには要注意。亜鉛を多く含む食品をとるなら、インスタントラーメンや加工肉を一緒にとらないようにしましょう。リンと表示がなくてもpH調整剤、乳化剤、膨張剤なども注意です。

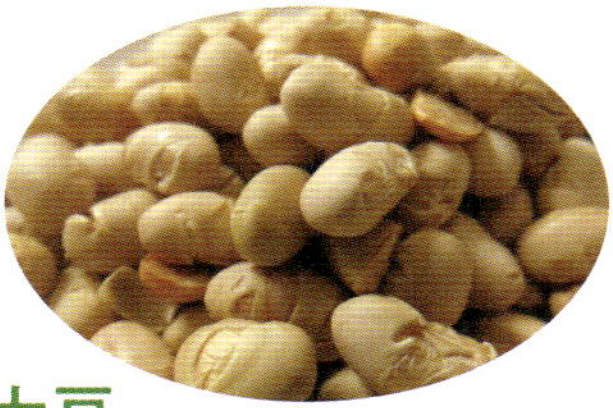

煎り大豆

100g中に4.2mgの亜鉛を含む。たんぱく質や食物繊維も豊富。そのまま、おやつにもお料理にも積極的に使いたい。

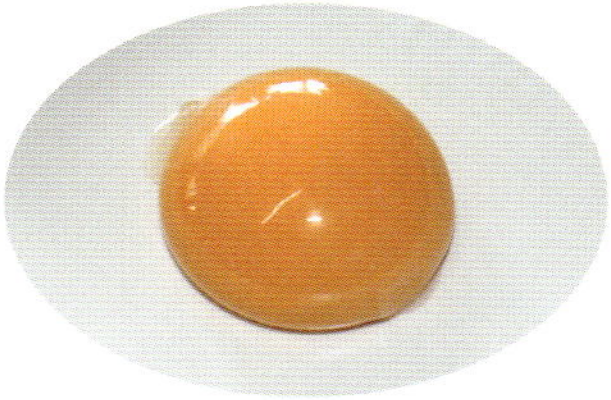

卵黄

卵黄1個（20g）に0.8mgの亜鉛を含む。亜鉛は貯蔵できないので、少しずつとることが大切。

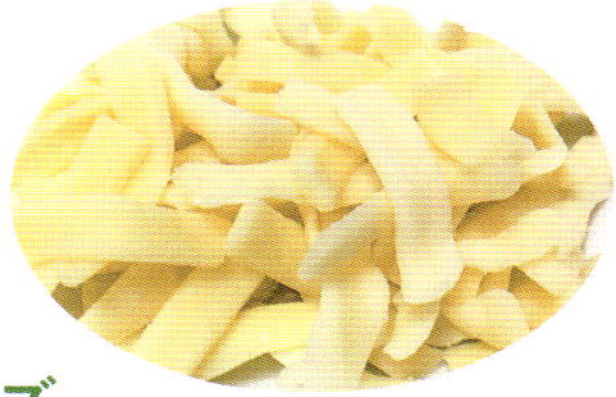

チーズ

チーズの中でも、特にパルメザンチーズに多い。料理だけでなく、間食としてとっても、たんぱく質の補給になる。

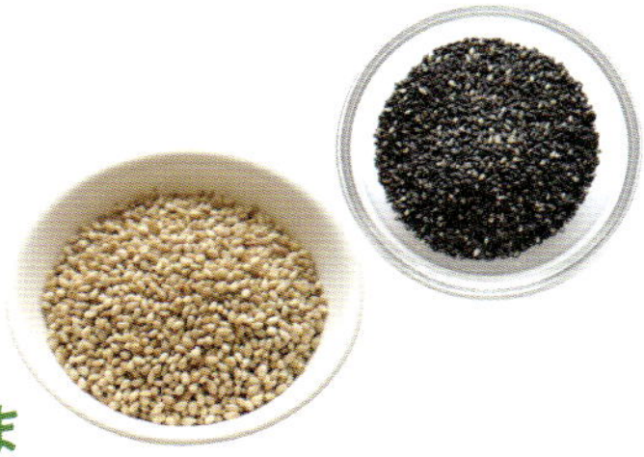

ごま

小さじ1杯（3g）で0.2mgの亜鉛含有量。すり潰して、毎食お料理にちょこっとふりかけ、亜鉛を足すことができる。

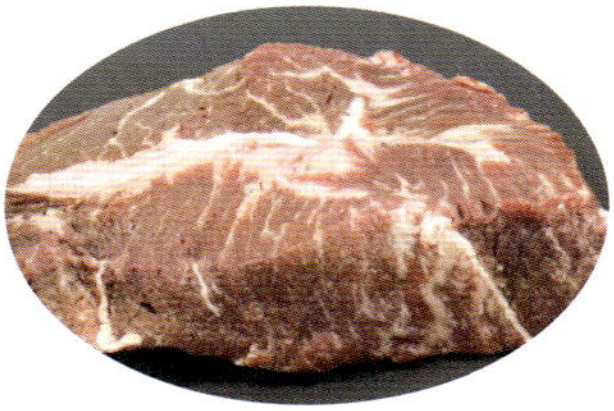

牛肉

肩肉のような赤身の牛肉には、100g中5.5mg程度の亜鉛が含まれる。ステーキならレモン汁をしぼって吸収率アップ。

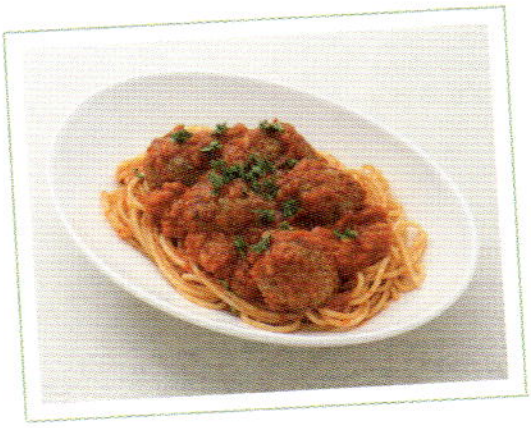

この本のおすすめレシピ

- コロコロステーキごはん（⇒60ページ）
- ミートボールのトマトパスタ（⇒63ページ）
- 豆苗ドライカレー（⇒64ページ）
- バターしょうゆステーキ（⇒67ページ）
- 牛肉と大根のピリ辛しょうゆ炒め（⇒68ページ）
- 焼肉 手作りごまだれ（⇒69ページ）
- 牛肉の和風トマト煮（⇒70ページ）
- レバー入りハンバーグ（⇒77ページ）
- ラム肉の味噌炒め（⇒78ページ）
- レバーのこってり辛味噌炒め（⇒94ページ）

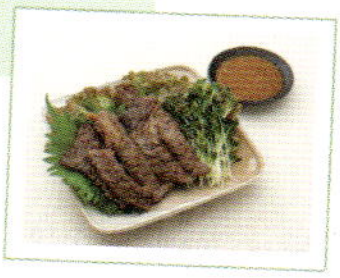

細胞の増殖をコントロールし、脳をストレスから守る

ビタミンD欠乏うつ

ビタミンDが欠乏しやすいのはこんな人！

- □ 高齢者である
- □ 花粉症などアレルギー疾患がある
- □ 風邪をひきやすい
- □ 仕事中も休日も屋内で過ごすことが多い
- □ 外出時は極力日に焼けないようUVカットしている
- □ 冬に調子を崩しやすい
- □ 胃腸の調子が悪い
- □ 不妊治療を考えている
- □ 魚、特に鮭が苦手
- □ しいたけなど、きのこが嫌い

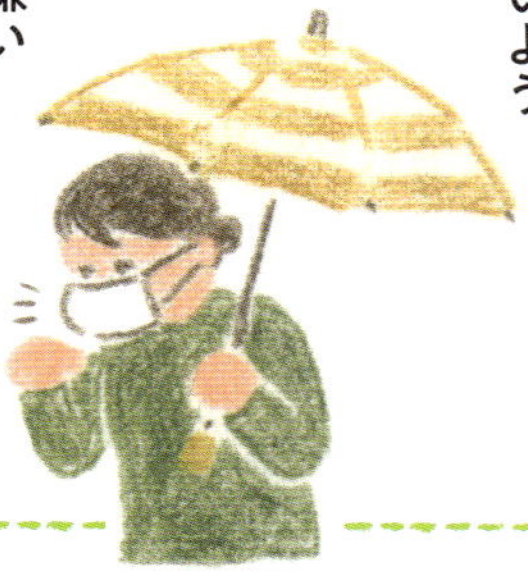

食べ物だけに頼らず、日光も浴びよう

ビタミンＤは骨をつくるイメージが強いですが、最近は遺伝子の発現調整がおもな働きであるとわかってきました。細胞の増殖や免疫・血糖を調整し、発がん性物質を抑えます。脳をストレスから守るのもビタミンＤの仕事。毎日適度な日光を浴びていれば、ビタミンＤ不足は起こりません。しかし、職場も屋内、移動も車やバス、電車と日を浴びない環境にいると不足しがちです。「皮膚がんになる！」とＵＶカットをする人も多いですが、紫外線を浴びてがんになるリスクより、日を浴びずにうつ病になる頻度のほうが高いといわれています。食べ物だけでとろうとせず、外出して日に当たることもビタミンＤ不足を補う方法です。

ビタミンDの働き

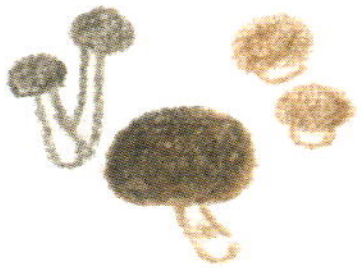

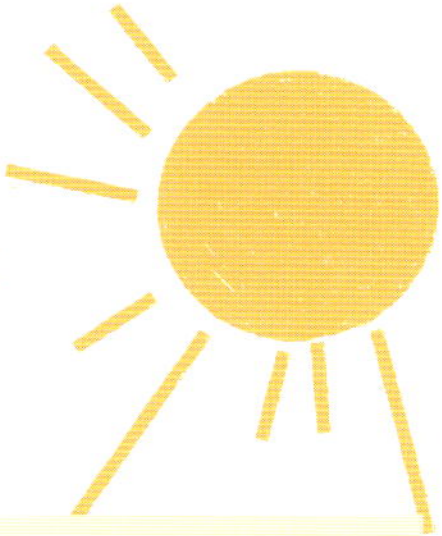

食べ物から体内へ

ビタミンD

紫外線を浴びて皮膚で合成

ビタミンD

血液に乗って
運ばれる

肝臓

腎臓

活性化ビタミンDを生成

日光でも合成されるビタミンD

1日に15分程度、体の一部分、たとえば手の平だけでも日光を浴びることで、1日で必要な量のビタミンDが体内で生成されるといわれている。

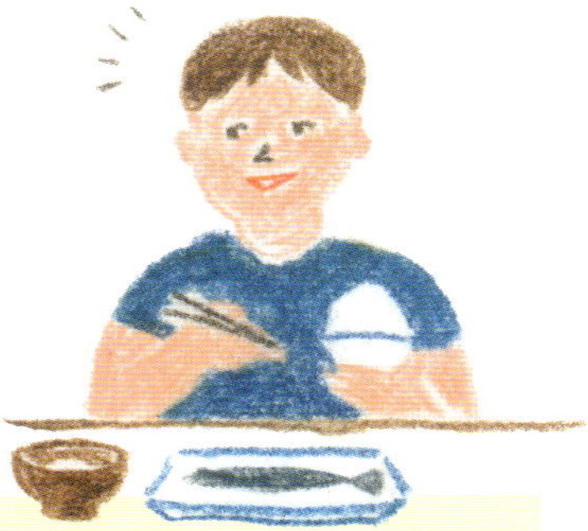

活性化ビタミンDが体内で機能性たんぱく質の働きを強めることで、体のすみずみでさまざまな作用を及ぼす。

1 カルシウムの吸収を促す
2 骨の形成を助ける
3 血液中のカルシウム濃度を一定に保つ
4 遺伝子の発現に関わる
5 免疫力の制御する
6 発がんを抑制する
7 酸化ストレスから脳細胞を守る

ビタミンDを豊富に含む食品

日光を浴びると、体内でもある程度はつくり出せるビタミンD。
室内にいることが多い人は、食べ物からもしっかり毎日とりましょう。

1日に必要な摂取量の目安

18歳未満＝**5〜6μg**　18歳以上＝**5.5μg**　**日に当たらない人は15μgを目標に**

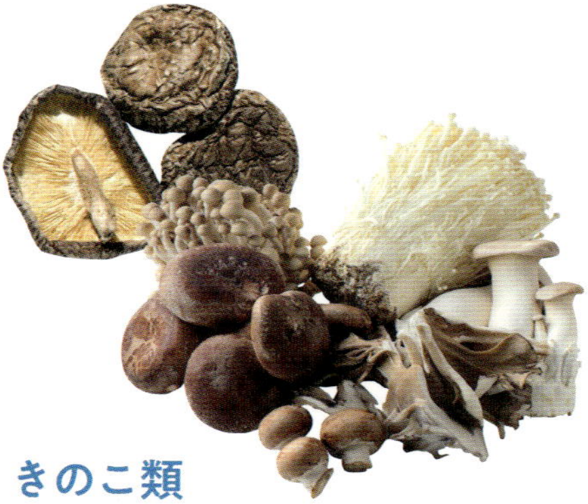

きのこ類

生のまいたけには、100g中4.9μg含まれる。干ししいたけなど乾燥させたものはさらにアップ。

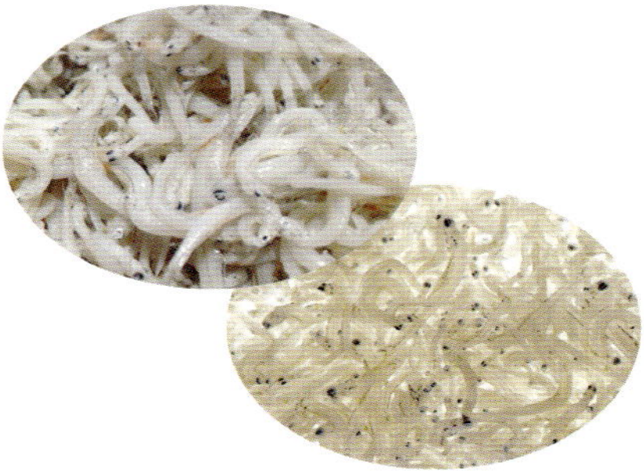

ちりめんじゃこ、しらす

微乾燥のしらす干しなら、たった12gで18歳以上の1日に必要な摂取量の5.5μgが満たせる。

ビタミンDの吸収率を上げるなら油と一緒に！

ビタミンDは、水溶性のビタミンCやビタミンB群とは違い、水洗いで失われることもなく、加熱しても損失が少ない脂溶性ビタミンです。油に溶け出す性質を持っており、油と一緒にとると体内への吸収率がぐんと高まります。吸収率を上げるなら、炒め物など油を使った調理法で効率よくビタミンDをとることができます。オリーブ油と塩、酢で作ったドレッシングであえるなどの調理法もおすすめです。

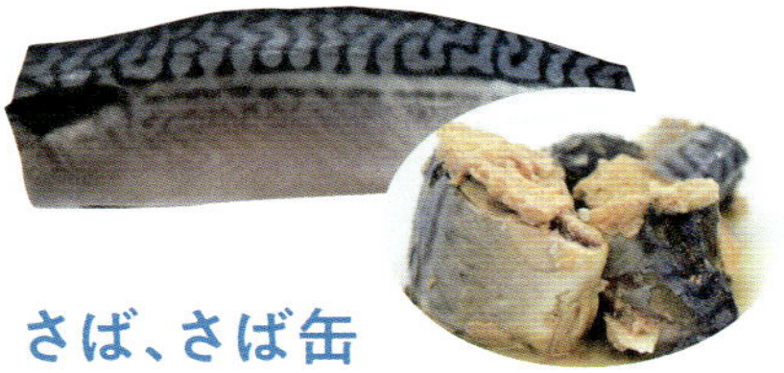

さば、さば缶

100g中のビタミンD量は開き干しが12.0μgと一番高いが、水煮缶も11.0μgと高い。

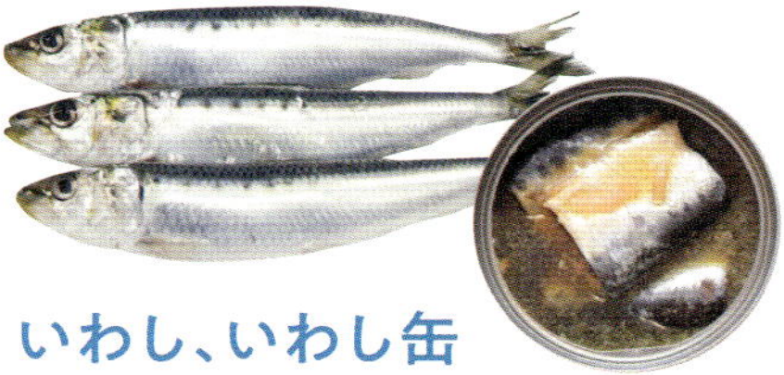

いわし、いわし缶

いわしやいわし缶は、100gで1日の摂取量を満たせる。開き干しなら、なおビタミンDの含有量は高い。

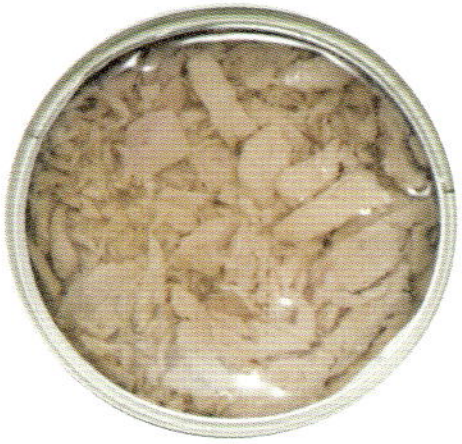

ツナ缶

水煮のツナ缶（70g）で2.1μgのビタミンDがとれる。手軽に料理に使え、たんぱく質やビタミンB_{12}もとれる。

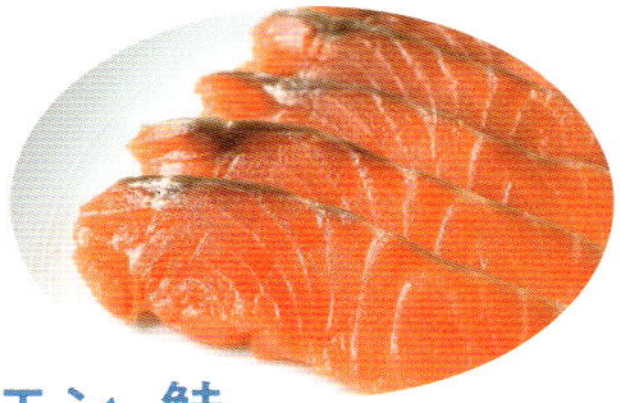

サーモン、鮭

塩鮭100g中23μgものビタミンDが含まれる。1食でサーモンや鮭を100g程度食べれば、1日の必要量は満たせる。

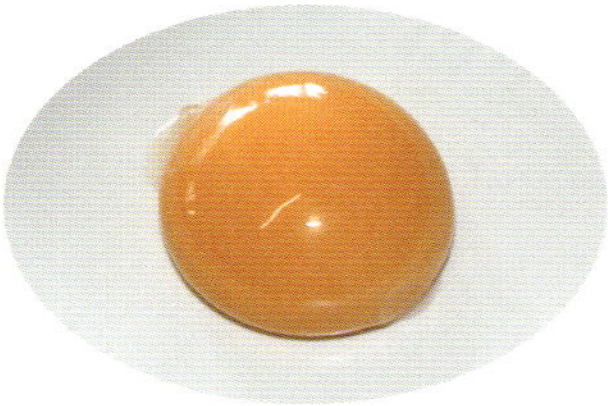

卵黄

卵黄1個（20g）に1.2μgのビタミンDを含む。卵1個にたんぱく質、鉄分、亜鉛などをバランスよく含む優秀食材。

この本のおすすめレシピ

- いわし水煮缶のオムレツ（⇒47ページ）
- さば缶のアヒージョ（⇒51ページ）
- いわしの蒲焼き弁当（⇒65ページ）
- まぐろとアボカドとゆで大豆のボリュームあえ（⇒79ページ）
- さばの味噌煮（⇒80ページ）
- 鮭ときのこのさっぱり蒸し煮（⇒81ページ）
- 鮭の塩麹焼き（⇒82ページ）
- アクアパッツァ（⇒83ページ）
- 鮭のクリーム煮（⇒84ページ）
- かつおのガーリックソテー（⇒86ページ）

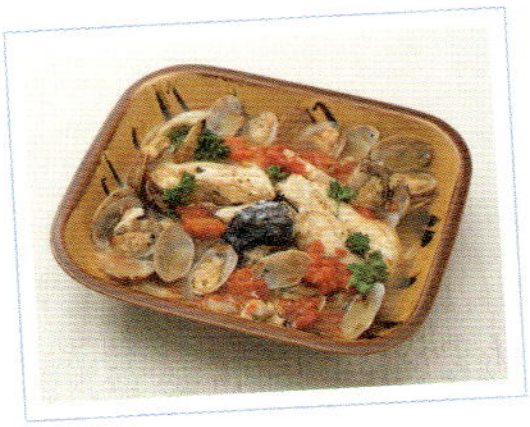

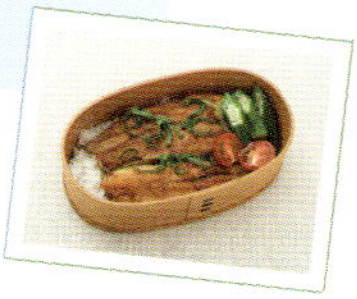

食事を整えれば、３〜６か月でうつから脱却できる

食事を変えると生活も変わり、うつ症状を根本的に改善する

　食べ物が体や心の健康にも大きく影響することは当然のことです。しかし、残念なことに医学大学では栄養学を系統的に学びません。当然ながら、うつになって病院へ行っても、食事の指導をされることはほとんどないのが現状です。そのため、薬に頼って一時的によくなっても、職場に復帰するとまた再発するパターンが多いようです。

　うつの症状は、ベースになっている食生活を見直して、体に必要な栄養素をとらない限り、根本的には解決しません。なぜならば、これまでに紹介した栄養素が体内のいろいろな部分で働くことで、感情をコントロールしたり、健康を保つ免疫力が機能するようになっているからです。しかも、どの栄養素が足りなくなってもうまく機能しなくなるため、すべての栄養素をバランスよくとる必要があります。薬だけに頼らず、食事を変える栄養療法により体が変わることで、さまざまな症状が根本から改善され、職場復帰後も再発を防ぐことができるのです。

　体内では、毎日古い細胞を壊し、新しい細胞をつくるという作業が繰り返され、３０００〜４０００億個の細胞が入れ替わるというのはすでにお話したとおりです。要するに、人間の体は３〜４か月で新たに生まれ変わるようなものです。今すぐに、食べているものを見直せば、３〜６か月後には、なんらかのいい兆候が現れ、少しずつ結果が出始めるでしょう。

栄養のバランスと心のバランスには密接な関係がある

栄養素は何かひとつを突出してとっても、うまく働きません。
必要な栄養素を適度な量で、バランスよくとることが大切です。

食事の栄養バランスが悪いと たくさんとれている栄養素まで失い、心のバランスも崩れる

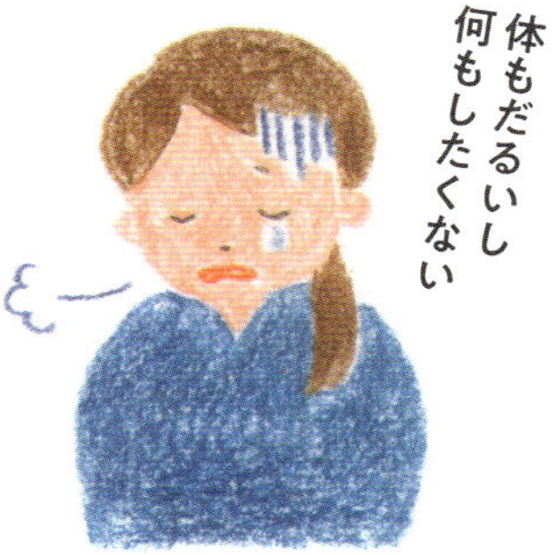
体もだるいし
何もしたくない

不足した栄養素があると、この桶のように不足したところから栄養素が漏れ、必要量が満たせません。栄養不足に陥り心のバランスまで崩れてしまいます。

食事の栄養バランスが整っていると とれた栄養を失うことなく 心のバランスも安定する

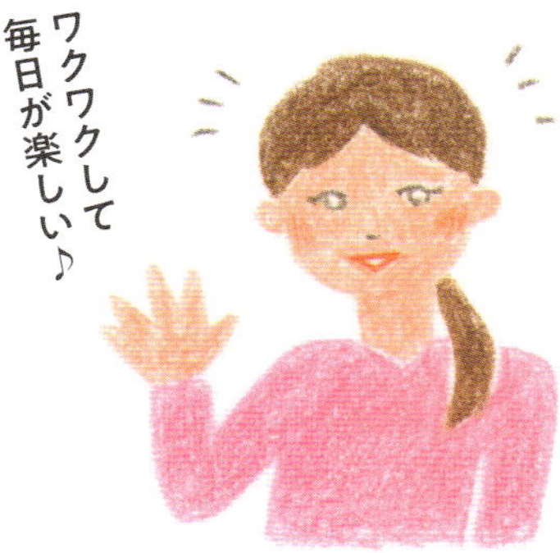
ワクワクして
毎日が楽しい♪

必要な栄養素をバランスよくとって、必要量が満たされていれば、栄養は欠けることなく体内で効率よく使うことができ、精神の安定も得られます。

大塚先生の指導で不調から脱却！

栄養療法体験記

実際に大塚先生の指導を受け、栄養療法を行った患者さんたちのリアルな声を集めました。

自分だけでなく家族の食事改善、体調管理にもつながる！

42歳／女性 主婦

治療カルテ

診断：うつ状態、貧血

投薬治療：あり。抗うつ剤

工夫したこと：
週の半分は牛、豚、鶏を使って魚料理から肉料理に変えた

よく食べた、利用した食材：
豚肉、まぐろ

変化が現れるまでの期間：
約２か月

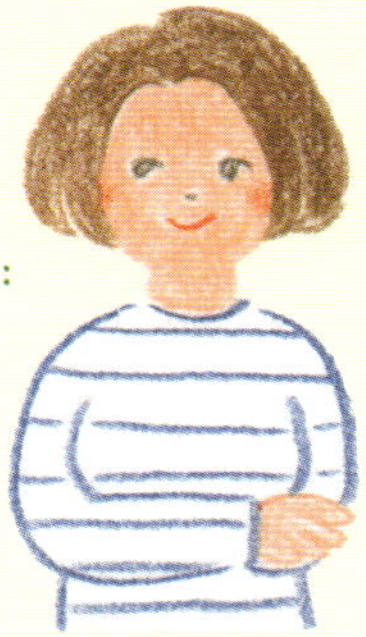

どちらかというとバリバリのキャリアウーマンでしたが、30歳代半ばから、めまいや立ちくらみ、倦怠感のため、徐々に仕事の継続が困難となり離職しました。それでも症状は改善せず、出産後はさらに悪化。朝は起きられなくて、家事も進まなくなり、通院してときどき血液検査して内服治療をしていました。

知人の紹介で栄養療法を知り、血液検査の結果から、たんぱく質と鉄分が不足していることがわかって、それに基づいてそれまでの食生活を改善。以前は炭水化物と魚料理中心でしたが、肉料理を増やすようにし、週の半分以上は牛、豚、鶏を使った肉料理にしました。

また、炭水化物のみのメニューやお菓子も避けるようにしました。同時にヘム鉄のサプリメント、たんぱく質の代謝などにも大切といわれたビタミンB群のサプリメントをとるようにしました。

最初は半信半疑でしたが、徐々に倦怠感、立ちくらみが減って起きられるようになり、家事もできるようになりました。肉料理が増えるので、やや食費は上がりますが、食事改善やサプリメントでこんなに症状がよくなるとは思いませんでした。もっと早くこの治療法と巡り合っていればと思うほど。今は体調もかなり良好で「外出しよう」と思えるぐらいになりました。

この治療による食生活は、子どもや夫の食事改善、体調管理にもつながります。自分が実践するだけでなく、家族全員でとるべき食事ではないかと思います。

家族一丸となって
気長に取り組むことが大切

3歳／女児

治療カルテ

診断：自閉症スペクトラム

投薬治療：なし。
足りない栄養素のサプリメント

工夫したこと：
娘の好物で食べる量を満たし、好きな食品にサプリメントを混ぜた

よく食べた、利用した食材：
娘が好きな塩鮭とトマト

変化が現れるまでの期間：
6か月

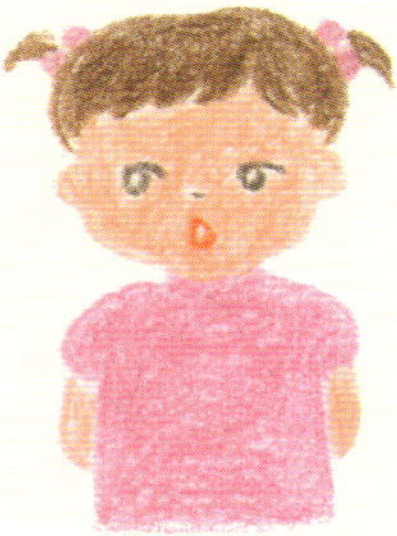

1歳前後から、娘が上の息子と比べてすべての発育が遅いと感じていたのですが、3歳児検診時に発達障害を指摘され、小児科で自閉症スペクトラムと診断されました。人見知りで、家族以外にはなかなか打ち解けず社交性も乏しかったため、幼稚園では友達と遊ばないで一人で別のことをしていました。家ではずっと一人でテレビを見ているのですが、キャラクターのセリフなどはすべて覚えていて遂一再現し、びっくりさせられることもありました。

親族に大塚先生を紹介され、薬に頼る治療と違い副作用の心配がない栄養療法を試すことに。それまでは肉類はウインナーソーセージくらいしか食べない偏食で、魚（塩鮭）やトマトをおかずに主食は白米が中心。しかも少食だったので、足りない栄養素をサプリメントで補い、まずは娘が好きな塩鮭やトマトを毎食欠かさないようにして量を稼ぎ、年齢相応の分量を食べさせることを心がけました。

最初はサプリメントを警戒して素直に飲もうとしなかったので、好きな食品に混ぜました。徐々に感情的な部分はなくなり、落ち着いた行動ができるようになり、数か月後には幼稚園の友達と一緒に歌を歌うようになっていました。

就学前の健康診断でも異常はなく普通学級に進級し、現在小学3年生です。運動は苦手ですが、友達もたくさんできて楽しく通学しています。

栄養療法は家族一丸となって気長に取り組み、症状の改善を実感することが重要です。今でも、食卓には野菜やたんぱく質をたくさん並べるようにしています。

倦怠感もなくなり
風邪をひく回数も減った！

38歳／女性 主婦

治療カルテ

診断：慢性疲労、パニック障害

投薬治療：採血の際に大塚先生におすすめしていただいたサプリメントのみ

工夫したこと：
チョコレートはカカオ80%以上、
白米から玄米や五穀米に。
オリーブオイルを使う

よく食べた、利用した食材：
納豆、オクラ、山芋、かぼちゃ、
まぐろ、鶏肉、豚肉、牛肉、
オリーブ油、ごま油、玄米

変化が現れるまでの期間：
約6か月

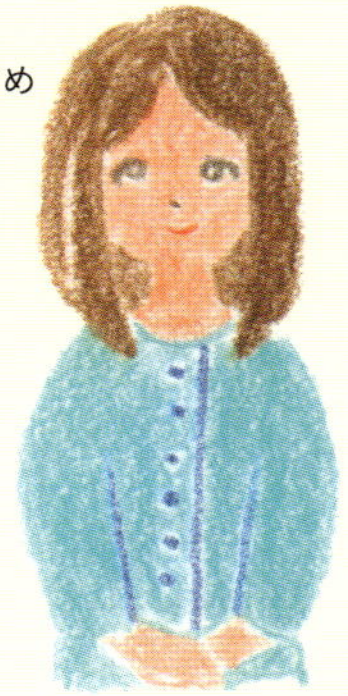

25～29歳頃はパニック障害がかなりひどく、過換気発作が頻繁に起こっていたので、電車に乗るとひと駅ずつ降り、車では止まって休憩……外出もままならず。食べたらすぐにムカつきに襲われ食事もまともにできなかったので、今より5kg近く痩せていました。30歳を過ぎて環境が変わり、食事がとれるようになったのをきっかけに徐々に体重も増え始め、日常生活が送れるようにはなりました。日々の倦怠感は改善せず、胃腸の調子も悪いまま。しかも、頻繁に風邪をひいていました。そんなとき、大塚先生に栄養療法を教えていただきました。

まずはそれまで頻繁に食べていた甘いものを少しずつ減らし、白米は玄米や五穀米に替え、肉や魚などたんぱく質をしっかりととることを心がけました。鉄の吸収をアップするため、肉料理にはレモンを丸ごとしぼったり、水溶性食物繊維が腸内環境にいいと聞いたので、オクラ納豆や長芋とまぐろを混ぜたり、粘り気の強い食材を食べるようにしました。そのほか、いい脂肪酸をとるため炒め物やドレッシングにはオリーブ油を使用。それでも足りない栄養素はサプリメントで補うようにしました。

糖分を減らしてすぐの頃は体がだるくなったり、イライラしましたが、そのあとは嘘のように体がラクに！　腸内環境がよくなったせいか肌の調子もよくなり、胃腸のもたれも少なくなりました。風邪をひく回数もかなり減り、血液検査でも特に異常ありません。

これも食事療法、サプリ、運動のおかげかなと思っています。

「これを食べることがおすすめ」というゆるやかなスタンスが続ける秘訣

48歳／男性 会社員

治療カルテ

診断：うつ病、過敏性腸症候群

投薬治療：あり（抗うつ剤、精神安定剤、過敏性腸症候群治療薬）

工夫したこと：
鉄分補給を強化すべく、鉄フライパンや南部鉄瓶を使用

よく食べた、利用した食材：
豚肉、牛肉、鶏肉、卵、ほうれん草

変化が現れるまでの期間：
変化がゆるやかであったため、端的に回答することが困難。気がつけば少しずつ改善していた

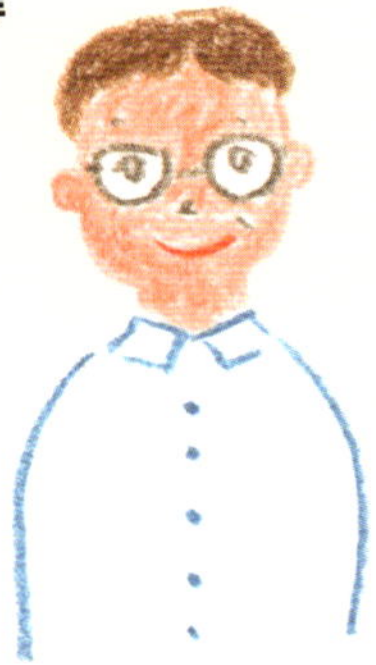

転勤をきっかけに労働時間が激増し、業務も複雑化。転勤前は自炊中心でお昼も弁当持参。しかし、転勤後は多忙と過労でそれができなくなり、時間の節約のため3食ともに立ち食いそば、牛丼、コンビニ弁当、パンと炭水化物ばかりの劣悪な食生活になりました。心身ともに追い込まれ、気力と体力が著しく減退。最も悪い時期は「死」が思考から離れなくなり、一日じゅうベッドに寝たきり。トイレ以外は起き上がれない状態になりました。

私には、大塚先生に指導を受ける以前から栄養療法の知識があったため、書物を参考にセロトニンを増やすために、たんぱく質やミネラルは積極的にとるようにしていました。指導を受けてからは、さらに鉄分補給を強化すべく、鉄フライパンや南部鉄瓶を使用して、日常の食生活で鉄分を積極的に摂取するよう努めました。時間がなくてやむを得ず牛丼やインスタントラーメンで済ませる際も、必ず卵を入れるようにし、肉類や卵でたんぱく質を積極的にとるように意識。また、食事だけでは不足する栄養素はアドバイスされたプロテインやサプリメントをとるようにしました。

発症以来3年を経過し、服薬も抗うつ剤のみになりました。精神的にも落ち着きを取り戻し、体力も徐々に回復。寛解に向けて少しずつですが、順調に歩んでいると実感しています。

「これをしてはいけない」という禁欲的・否定的なことが中心ではなく、「これを食べることがおすすめ」というゆるやかなスタンスであることが、栄養療法を続けるポイントだと思います。

年齢が低いほど、効果が出るのも早い！
発達障害の子どもにも栄養療法は有効です

発達障害は生まれつきだけではなく栄養不足で起こることがある

近年、発達障害と診断される子どもたちは増加の傾向にあります。いつもおとなしく誰とも遊ばない、暴力的で親に対してヒステリックになる、落ち着きがないなど、さまざまな特徴があり、たいていは集団生活に馴染めません。

最近は専門外来なども増え、子どもの発達障害に特化した薬もあるのですが、「子どもに飲ませるのはちょっと心配」という親も多く、そういう人が「栄養療法でなんとかなりませんか？」と、私のクリニックに相談に訪れます。

子どもの食生活を伺うと、おかずを食べない、お菓子やごはん、パンなど糖質に偏ったものが多い、少食、好き嫌いが多いなどの特徴があります。

発達障害は先天性だけではなく、栄養不足で起こっている場合も多いので、栄養療法を始めると、低年齢であればあるほど結果が出るのも早い傾向にあります。しかし、子どもの場合、今までたくさん食べていたものを取り上げたり、嫌いなものを無理やり食べさせるのは難しいこともあります。まずは根気よく徐々に変えていくことが大切です。

小学校低学年くらいまでなら症状が改善しやすく、ほかの子どもたちと同じように集団生活が送れるようになるケースも多いのです。

また、発達障害の子どもを持つ母親も同じように栄養が不足し、不定愁訴を抱える人が多いです。これを機に子どもと一緒に、食生活を改善してみることをおすすめします。

発達障害の分類と特徴

保育園や幼稚園で浮いている、ほかの子と遊ばない、怒って暴力的、明らかに落ち着きがなさすぎるなど、発達障害のサインはさまざまです。現在では、発達障害は栄養不足でも起こることがわかってきているため、そのような子どもの場合、早めに気づいて栄養療法を取り入れることで、症状の改善が見られることが多いです。

- 一人でいることを好む
- 対人交流において受け身、もしくは一方的すぎる
- 人の気持ちを配慮するのが苦手
- 会話におうむ返しが多い
- 話が噛み合わない
- 興味のあることを何時間でも続ける

など

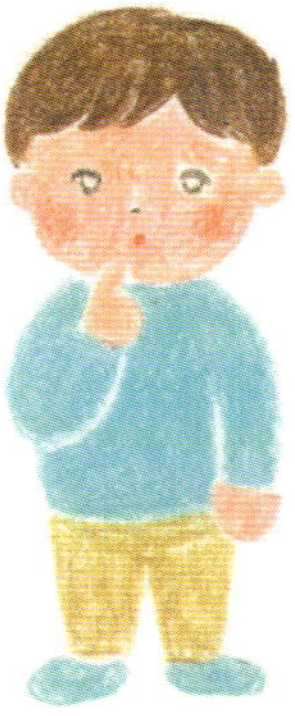

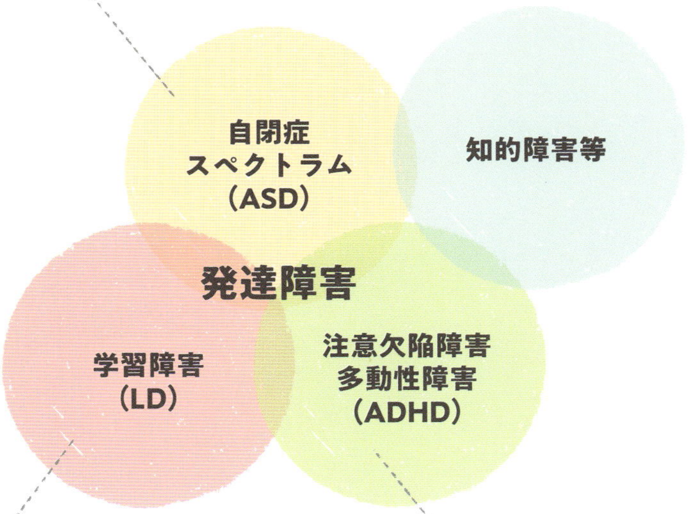
自閉症
スペクトラム
（ASD）
知的障害等
発達障害
学習障害
（LD）
注意欠陥障害
多動性障害
（ADHD）

- 知的な遅れや視覚、聴覚などに問題はない。
- 「読む」「書く」「聞く」「話す」「計算・推論」などのいずれかの学習分野において困難が見られる

- 常に動き回り、思考がせわしない
- 思い立ったことをすぐにやりたくなる
- 忘れ物やミスが多い
- 部屋が片づけられない

COLUMN

食事の栄養が足りない場合は サプリメントをうまく使おう

栄養療法の基本は食事の改善で、サプリメントは補助的に使うのが理想です。栄養療法は３～６か月のスパンで体調を改善させようというのが治療の流れです。できれば一気に体調改善を行いたいので、相当量の栄養が足りていない場合は、サプリメントも併用してもらいます。特に、消化力が落ちている場合はサプリメントの併用をおすすめします。

サプリメントを使うときの注意点としては、亜鉛と鉄を併用して服用する場合。この２つは腸の中で吸収する経路が同じなので、同時に服用すると経路の奪い合いになり、思ったように吸収できません。この２つを飲む場合は、朝は鉄、お昼に亜鉛と時間差で服用するようにしてください。食べ物としてとる場合は、同時でもどちらも適量しか入らないため、神経質になる必要はありません。

子どもの場合は、カプセルや粉は飲みにくいということもあるでしょう。その場合は、水に溶くタイプなど、飲ませやすいものもあるので、主治医に相談してみましょう。

サプリメントを選ぶときのポイント

ビタミンB群やビタミンDなど

ビタミンはいろいろな種類があるが、何かが枯渇すると働かない。１種類だけではなく、マルチビタミンとしてとるのがおすすめ。

亜鉛

食事からとりにくいのでサプリメントで補うべきミネラル。安価なものより、多少値は張っても天然成分やオーガニックが安心かつ効果的。

鉄

無機鉄は便秘や胃腸障害が起きやすい。ヘム鉄は便秘や胃腸障害が起きにくく、食事で鉄分をとれているときに服用しても摂取過剰にならない。

プロテイン

大豆アレルギーがある場合は大豆由来のプロテインは避けるように。最近ではいんげん由来などさまざまなプロテインがあるので、自分に合ったものを選ぼう。

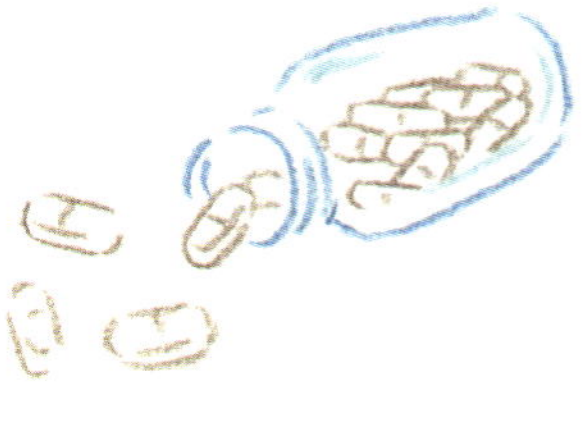

CHAPTER 2

自宅で手軽にできる 脱うつレシピ集

食事が大切だとわかっていても、料理を自分で作る気力がわかないこともあるでしょう。そういう人でも、電子レンジやキッチンばさみ、ピーラーなどを使って、手軽にできるレシピを用意しました。また、気力がわいてきたら、栄養がとれておいしいさまざまなレシピにもトライできます。自分で作った料理を食べるだけで、よくなっていくなんて信じられないかもしれませんが、ぜひ試してみてください。

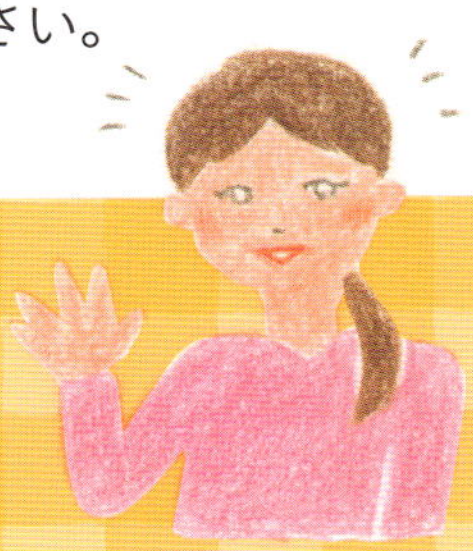

日々の食事で改善！
脱うつレシピ基本ルール

1 たんぱく質を十分にとる

たんぱく質は最も大切な栄養素です。
たとえ「たんぱく質＋B欠乏うつ」でないとしても、体をつくり、
日々の気力を養う力を与えてくれる栄養素なので、意識してとりましょう。

2 鉄分、亜鉛 ビタミンB・Dを積極的にとる

自分に該当する栄養欠乏うつの必要栄養素の
1日摂取量をとるように心がけてください。
3食少しずつでもとるようにすれば、必要摂取量はクリアできます。

3 糖質を控え、食物繊維をとる

この本で紹介するレシピは、糖質を低く抑えています。
糖質過多は生活習慣病をまねく恐れがあります。
また、食物繊維は腸の働きを活発にし、免疫力を高めてくれます。

4 調理には良質な油を使う

サラダ油はなるべく避けて、
オリーブ油やバターなどを使うようにしましょう。
特に市販のドレッシングやマーガリンは製造過程で
悪性物質が発生している可能性があります。

5 食品添加物を避ける

加工食品に含まれる食品添加物は、
ミネラルの吸収を阻害し、排出してしまいます。
鉄や亜鉛にとってよくありません。
発達障害にも影響があるといわれています。

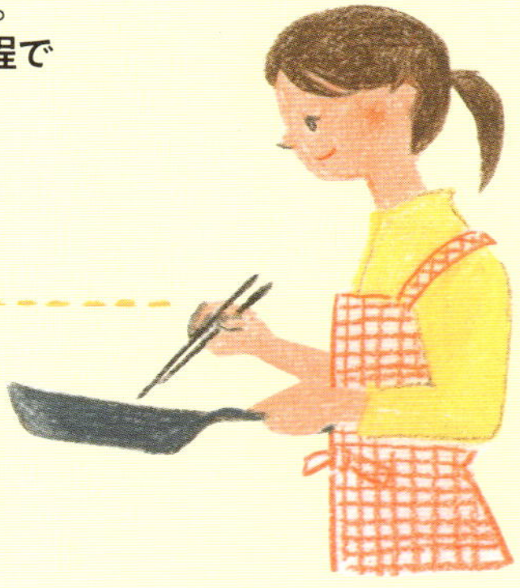

脱うつレシピ活用法

STEP 1

やる気が出なくてもできる！ 簡単メニュー

⇒44～58ページ

料理をする気力がない、作るのが面倒、あまり料理をしない、
という人にまずは超簡単レシピ、1品からトライしてみましょう。

STEP 2

ガッツリ！ 栄養補給メニュー

⇒60～97ページ

栄養十分で食べ応えのあるひと皿料理や
メイン料理、おそうざい、スープまで選び放題です。
1日1食は脱うつ食にしていきましょう。

STEP 3

続けてみよう！ 脱うつ1週間メニュープラン

⇒98～111ページ

STEP1、STEP2のレシピに慣れてきたら、1日3食、脱うつ食に！　これができたら、
脱うつ効果がかなり見えてきます。そして1週間メニューへ。ここに掲載しているのは
あくまでも参考例です。あなた独自の組み合わせで続けてください。

大塚先生より

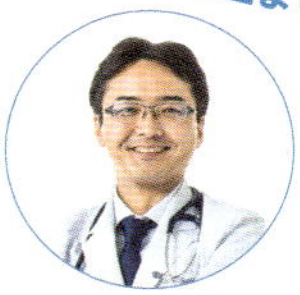

うつ症状がひどいときは、料理を作る気力もないでしょう。「食べなくてもいい」という状態の人も多いと思います。家族がいる人は、家族に協力してもらいましょう。一人暮らしなら、電子レンジを活用したり、ワンプレートで一気に食べられるようなものや、調理が簡単なものから、無理せず徐々に試してみてください。

レシピの見方

栄養のマークをチェックしよう！

それぞれのレシピに、栄養価がわかるマークを入れています。自分のうつのタイプに必要な栄養を積極的にとるときに参考にしてください。

1食あたりの必要摂取の目安（円の数値）をクリアしています

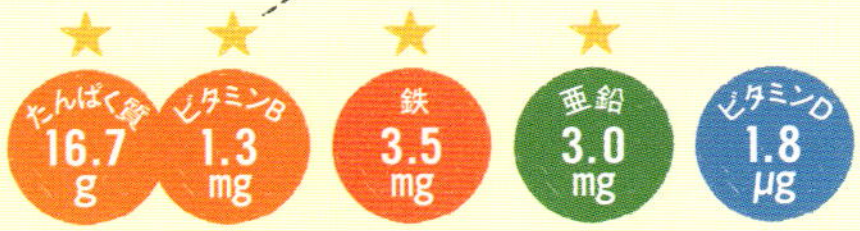
★
たんぱく質
16.7
g
★
ビタミンB
1.3
mg
★
鉄
3.5
mg
★
亜鉛
3.0
mg
ビタミンD
1.8
μg

たんぱく質+ビタミン欠乏うつの人に　鉄分欠乏うつの人に　亜鉛欠乏うつの人に　ビタミンD欠乏うつの人に

※計量の単位は、小さじ１＝5mL、大さじ１＝15mL、１カップ200mLです。
※しょうが１片は親指の先ぐらい（約15g）、にんにく１片は、小房に分けた１つ分（約5g）を目安としています。
※電子レンジは600Wのものを使用しています。500Wの場合は、加熱時間を1.2倍にしてください。機種によって異なりますので、適宜調整してください。レンジ対応のふた付き容器がないときは、耐熱皿にラップするのでもＯＫです。
※野菜の手順は、特に明記してない限り、洗う、皮をむくなどの工程を済ませていることを前提としています。

MAIN

豚とあさりの雑炊

材料（1人分）

豚薄切り肉……100g
あさり缶……1缶（125〜130g）
卵……1個
ごはん……80g
だし汁……カップ1と1/2
おろししょうが……小さじ1
しょうゆ……小さじ1
塩……少々
万能ねぎ（小口切り）……適量

作り方

1 鍋にだし汁、あさり缶（汁は切る）を入れて火にかけ、沸騰したら豚肉、おろししょうが、ごはんを加えて豚肉の色が変わるまで、煮込む

2 溶いた卵を回し入れて、しょうゆ、塩で味を調える

3 器に**2**を盛り、万能ねぎを散らす

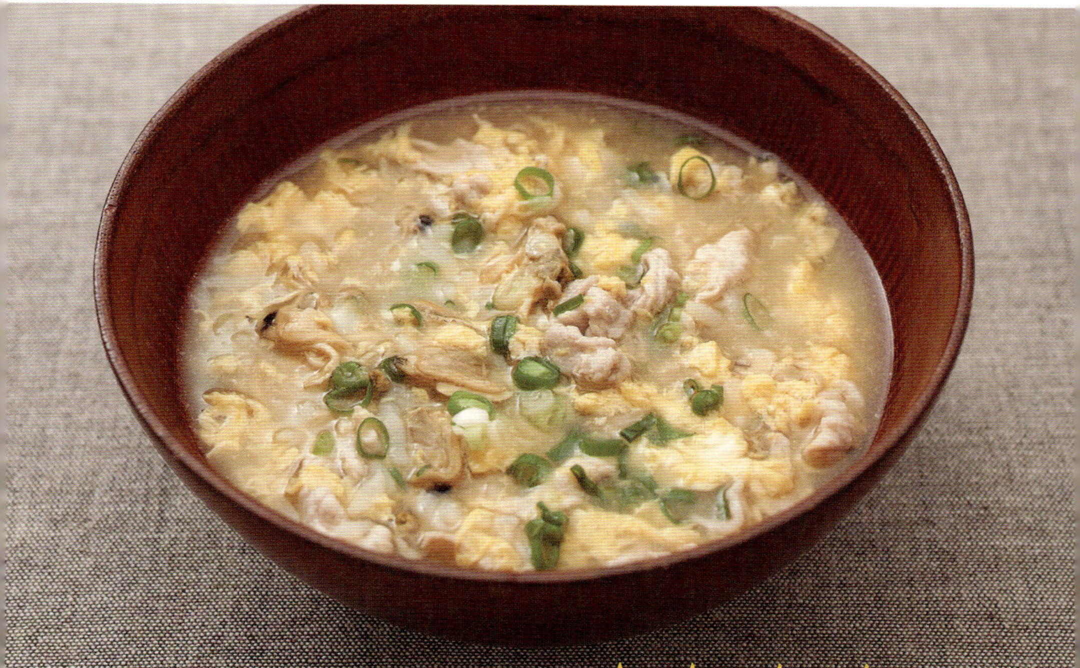

★たんぱく質 41.9g
★ビタミンB 3.1mg
★鉄 18.4mg
★亜鉛 5.0mg
ビタミンD 1.1μg

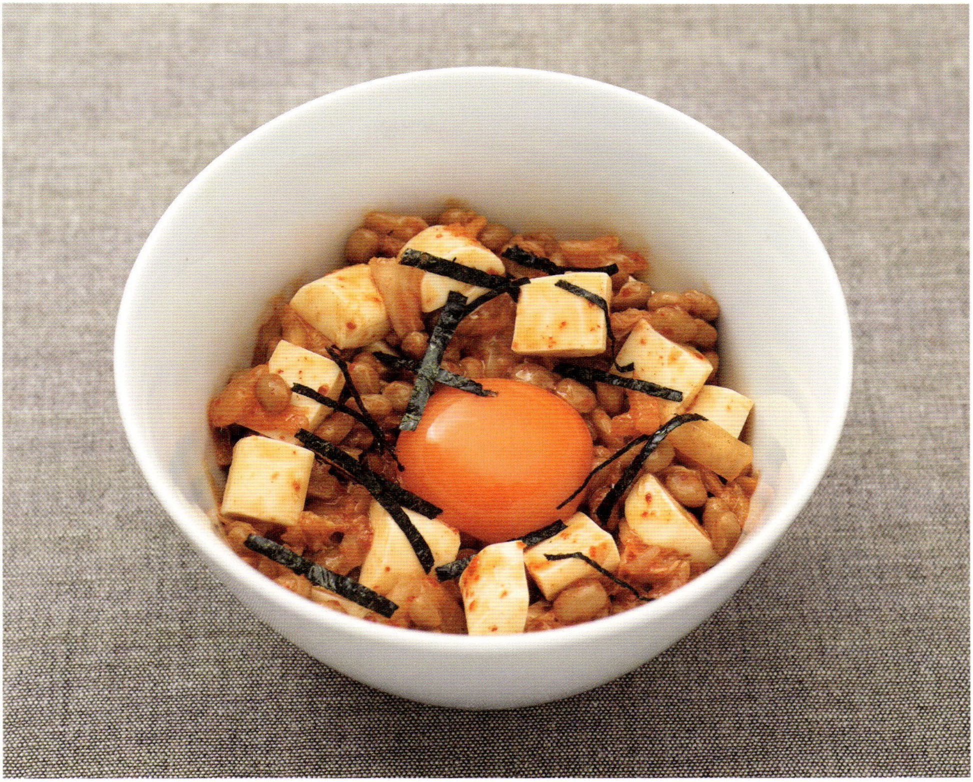

MAIN

キムチーズ納豆ごはん

材料（１人分）

キムチ……40g
ひと口チーズ（プロセスチーズ）…約８粒（40g）
納豆……1パック（40g）
卵の黄身……1個
ごはん……100g
刻みのり……1g

作り方

1 キムチ、チーズ、納豆をよくあえる
2 器にごはんを盛り、1、卵、刻みのりをのせる

MEMO

キムチ、チーズ、納豆のトリプル発酵食品が入った健康丼です。卵をプラスしてたんぱく質アップ。

★たんぱく質 24.6g
ビタミンB 1.0mg
鉄 3.1mg
★亜鉛 3.8mg
ビタミンD 1.2μg

たんぱく質	ビタミンB	鉄	亜鉛
★ 21.8 g	0.5 mg	★ 4.0 mg	2.8 mg

ONE DISH

煎り大豆のおにぎり

材料（１人分）

煎り大豆……50g
ごはん…………100g
しょうゆ……小さじ１
大葉……………１～２枚

作り方

1 大葉を除いたすべての材料をあえる
2 おにぎりを２～３個作る
3 器に**2**を盛り、大葉を添える

MEMO

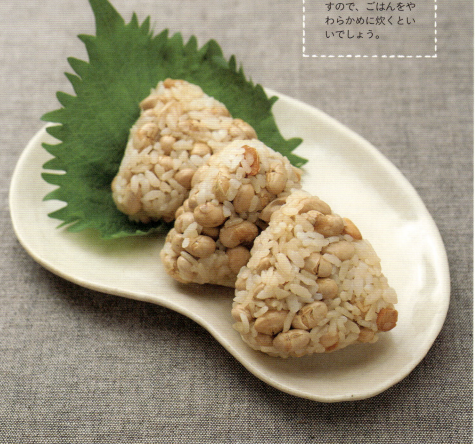

煎り大豆は水分を吸うため、時間が経つと固めになってきますので、ごはんをやわらかめに炊くといいでしょう。

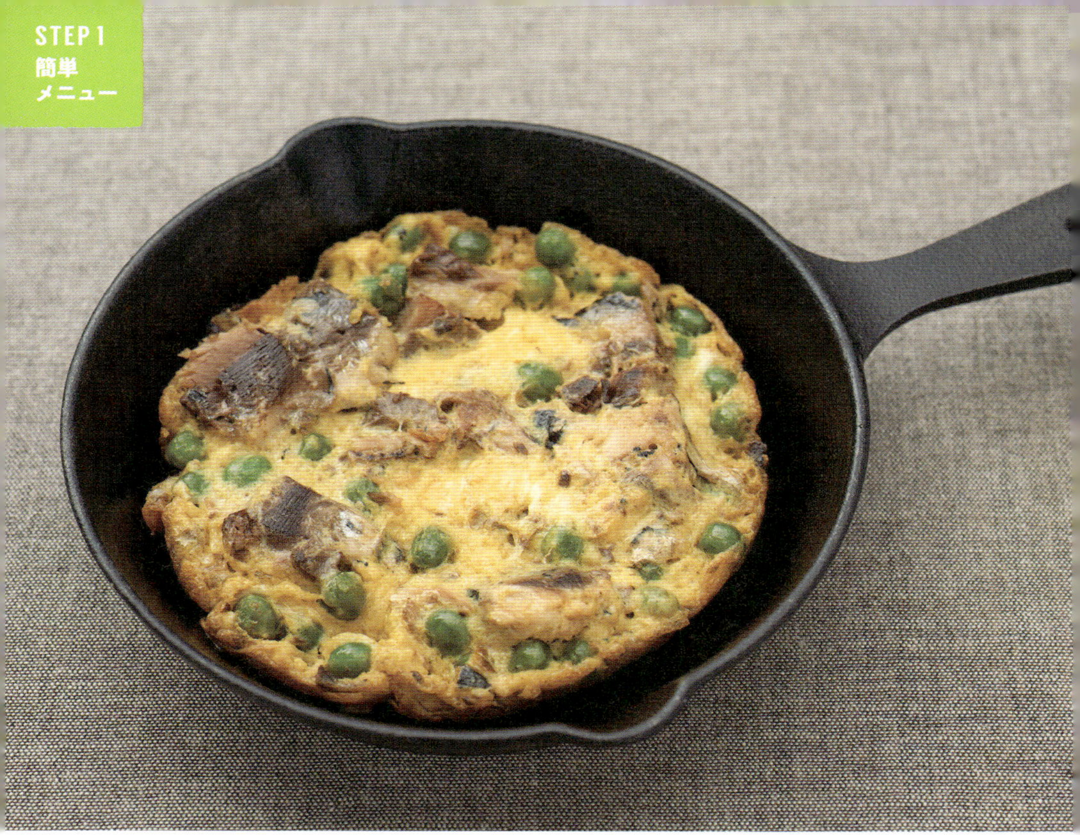

MAIN

いわし水煮缶のオムレツ

材料（１人分）

いわし水煮缶……………… I 缶（200g）
卵………………………………… I 個
グリンピース水煮………20g
オリーブ油…………………大さじ I

作り方

1 溶いた卵、グリンピース、いわし水煮缶を軽く混ぜる

2 小さめのフライパンにオリーブ油を入れて中火で熱し、1 を入れる。薄く焦げ目がついたらフライ返しで裏返して、火を全体に通す

MEMO

いわしの水煮缶のほか、さんま・さば・鮭の水煮缶などでも応用できます。お好みの魚缶で試してみてください。

★ たんぱく質 52.9 g
★ ビタミンB 1.8 mg
★ 鉄 6.1 mg
★ 亜鉛 4.3 mg
★ ビタミンD 27.5 μg

MAIN

レタスの塩麹豚肉巻き

材料（1人分）

豚薄切り肉…200g
塩麹……………小さじ1
　※塩麹の塩分濃度によって調節
レタス…………200g

たれ（合わせる）

黒酢……………大さじ1
しょうゆ………大さじ1
ラカントS液状………小さじ1

作り方

1 豚肉は塩麹に10分漬ける
2 **1**を1枚広げ、手で半分くらいにちぎったレタスを巻く。これを豚肉の枚数分行う
3 レンジ対応のふた付き容器に入れて、5分間ほど様子を見ながら加熱する
4 皿にレタスをしき、**3**をのせる。食べるときにたれをかける

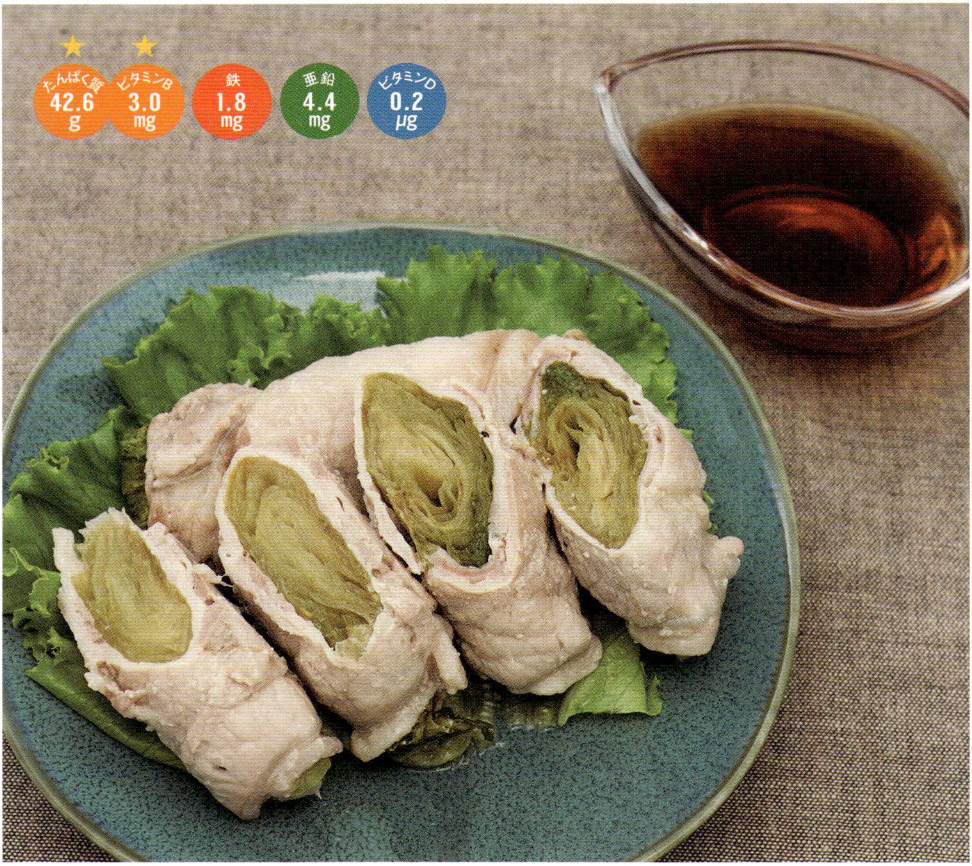

★
★
たんぱく質 42.6 g
ビタミンB 3.0 mg
鉄 1.8 mg
亜鉛 4.4 mg
ビタミンD 0.2 μg

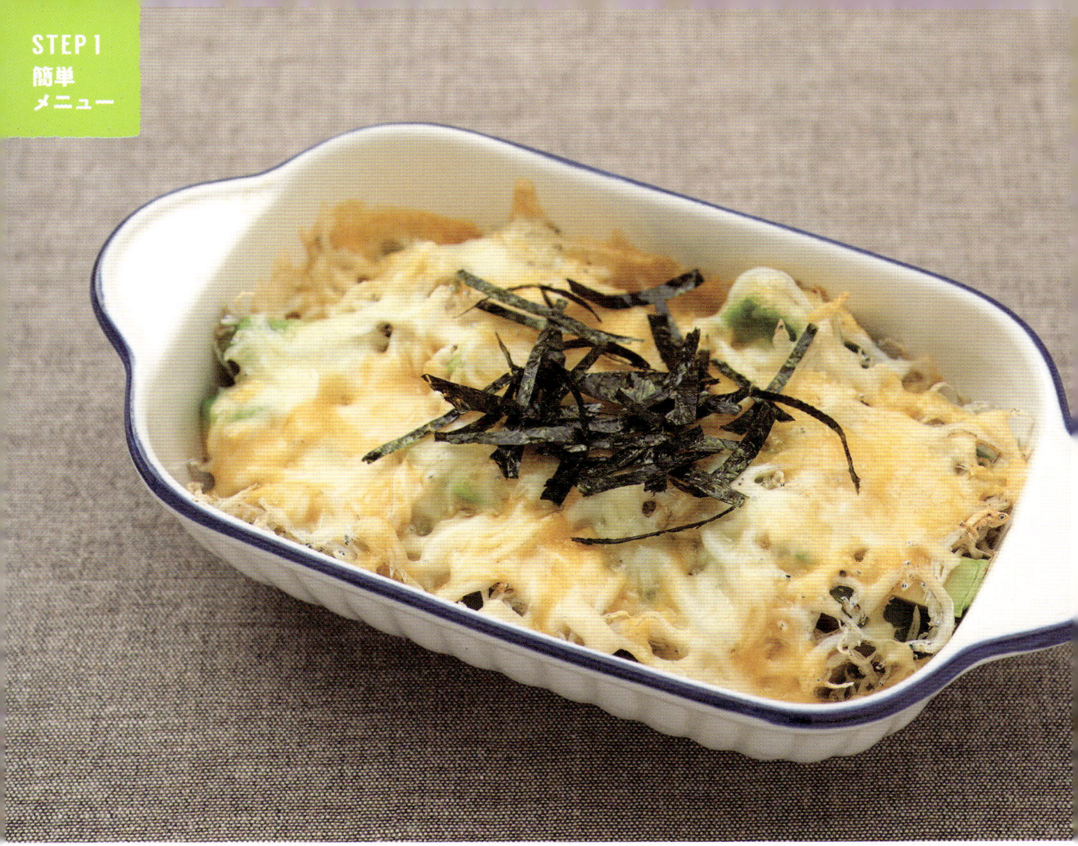

MAIN

しらすとアボカドのチーズ焼き

材料（１人分）

アボカド……………………１個
しらす……………………100g
とろけるチーズ…………カップ3/4(50g)
刻みのり…………………2g

作り方

1 グラタン皿に、食べやすい大きさに切ったアボカド、しらすをのせ、チーズをかける
2 予熱したトースターで、１を５〜８分、表面に焦げ目がつくまで焼き、刻みのりをのせる

MEMO

しらすはカルシウムが豊富なうえ、そのまま使えるので便利。アボカドとチーズで、ボリュームのある一品になります。

★たんぱく質 31.2g
★ビタミンB 1.2mg
鉄 1.5mg
★亜鉛 3.7mg
★ビタミンD 6.7μg

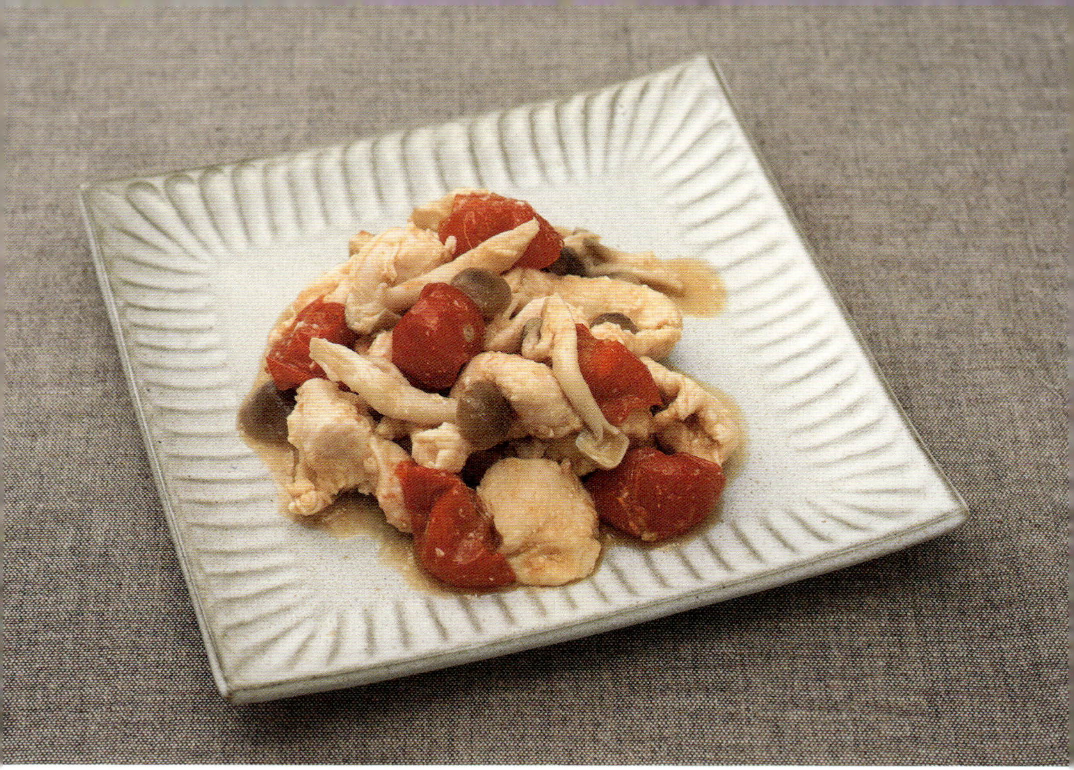

MAIN

鶏むね肉のプチトマ塩麹

材料（１人分）

鶏むね肉……………………１枚
塩麹……………………小さじ１
　※塩麹の塩分濃度によって調節
プチトマト……………………16個くらい
しめじ……………………1/2袋（50g）
おからパウダー……………………大さじ２

作り方

1. 鶏肉はそぎ切りして、塩麹をもみ込み、ひと晩漬けておく
2. レンジ対応のふた付き容器に材料を全部入れて混ぜ合わせ、８分加熱する。２分ごとに、様子を見て、鶏肉に火が通るまで加熱する

MEMO

たんぱく質＋ビタミンＢ欠乏うつにはうってつけのメニューです。塩麹に鶏むね肉を漬けておくことにより、肉がやわらかくなり、うまみも増します。

★たんぱく質 58.7g
★ビタミンB 2.9mg
鉄 1.7mg
亜鉛 2.0mg
ビタミンD 0.5μg

たんぱく質	ビタミンB	鉄	亜鉛	ビタミンD
52.5 g	11.4 mg	5.5 mg	3.3 mg	14.7 µg

MAIN

さば缶のアヒージョ

材料（1人分）

さば水煮缶……………1缶
まいたけ……………1パック（100g）
オリーブ油……………カップ1/2
カレー粉……………大さじ1
塩……………小さじ1
唐辛子……………1本
※お好みで

MEMO

アヒージョはスペインの小皿料理で、通常はにんにくが入っていますが、にんにくなしバージョンです。さば水煮缶にカレー粉を加えると臭みが消え、食べやすくなります。

作り方

1 まいたけは食べやすい大きさに割く
2 小さめのフライパンや鍋にすべての材料を入れて、中火にかける
3 沸騰したら、火から下ろす

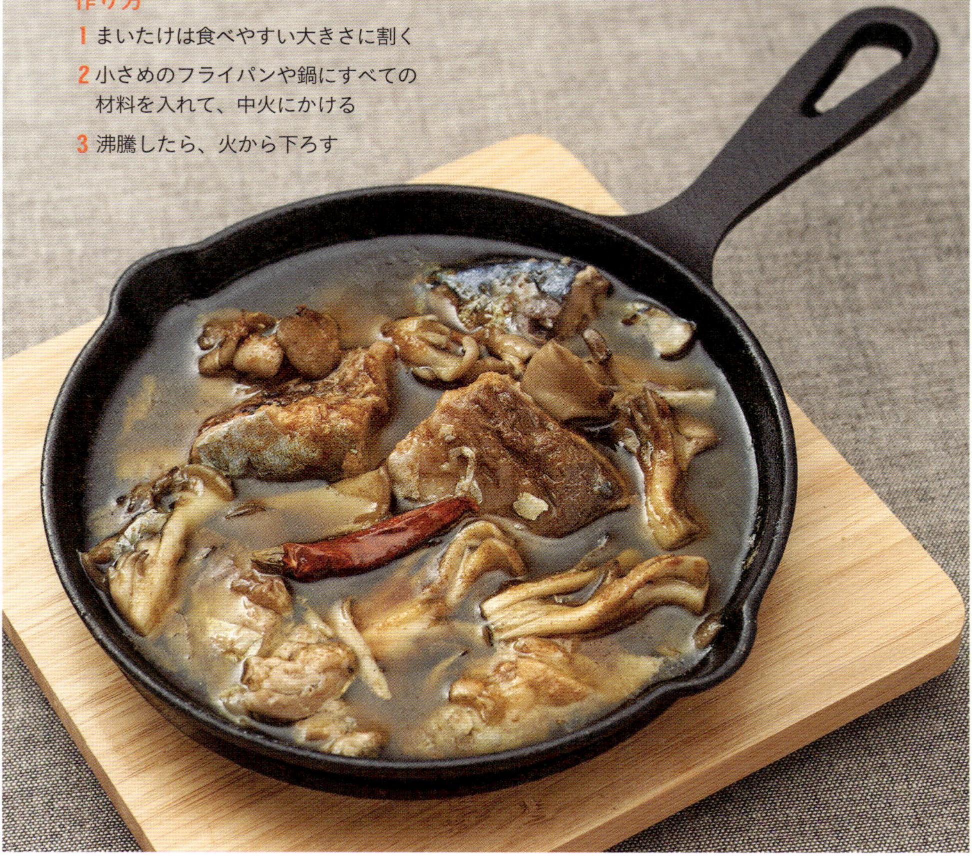

SIDE

塩麹の卵焼き

MEMO

塩麹は甘みと塩分を同時に加えることのできる万能調味料です。だしを入れなくても、卵のおいしさを引き立ててくれます。

材料（1人分）

卵……2個
塩麹……小さじ1
※塩麹の塩分濃度によって調節
オリーブ油……大さじ1
かいわれ大根、大葉……適量
※お好みで

作り方

1 卵と塩麹を軽く混ぜ合わせる
2 フライパンにオリーブ油を入れて弱火で熱し、1を1/3ずつの量に分けながら、卵焼きを作る
3 2を2㎝幅に切り、皿にのせる。お好みで、かいわれ大根や大葉などを添える

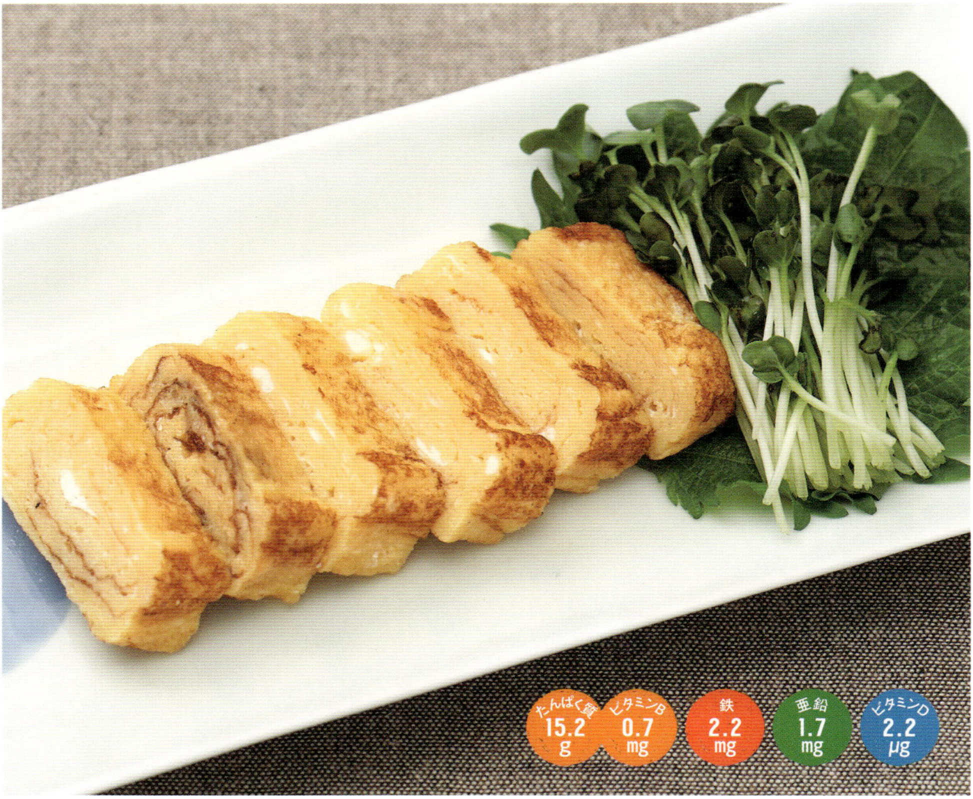

たんぱく質 15.2g
ビタミンB 0.7mg
鉄 2.2mg
亜鉛 1.7mg
ビタミンD 2.2μg

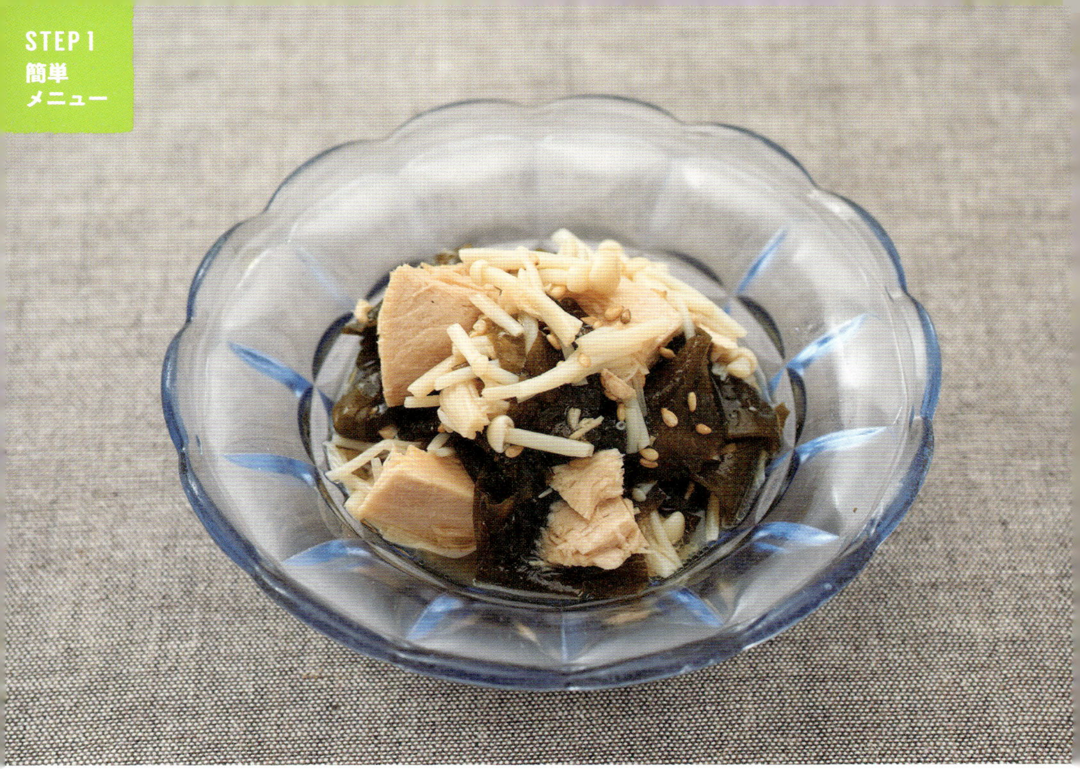

SIDE

わかめとえのきのツナサラダ

材料（1人分）

ツナ缶……1缶（140g）
乾燥わかめ……大さじ1
えのき……1/2パック（50g）

ドレッシング（よく混ぜる）

黒酢……大さじ1
しょうゆ……小さじ2
ラカントS液状……小さじ1
白煎りごま……小さじ1
ごま油……小さじ1

作り方

1 乾燥わかめは水で戻し、水気を切る
2 ドレッシングと **1** を合わせる
3 えのきの石づきを取り、2センチくらいの長さに切る
4 **3** をレンジ対応のふた付き容器に入れて、3分加熱する
5 **2** と **4** を混ぜ合わせる

たんぱく質 30.8g
ビタミンB 1.0mg
鉄 2.6mg
亜鉛 1.5mg
ビタミンD 3.5μg

SIDE

キャベツと塩昆布の温泉卵がけ

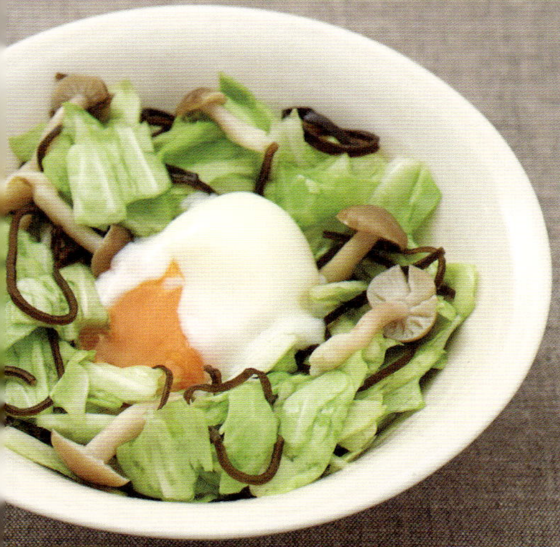

材料（1人分）

キャベツ……3～4枚（200g）
しめじ……1パック（100g）
塩昆布……大さじ2
ごま油……小さじ1
温泉卵……1個

作り方

1 キャベツは食べやすい大きさにちぎる
2 しめじの石づきを取ってほぐし、レンジ対応のふた付き容器に入れ4分加熱する
3 **2**、**1**、塩昆布とごま油を混ぜ合わせ、馴染むまで、置いておく
4 **3**の汁気を切って器に盛り、温泉卵をのせる

たんぱく質 13.8 g
ビタミンB 1.1 mg
鉄 2.4 mg
亜鉛 1.1 mg
ビタミンD 1.6 μg

SIDE

ひじきと大豆のバターしょうゆあえ

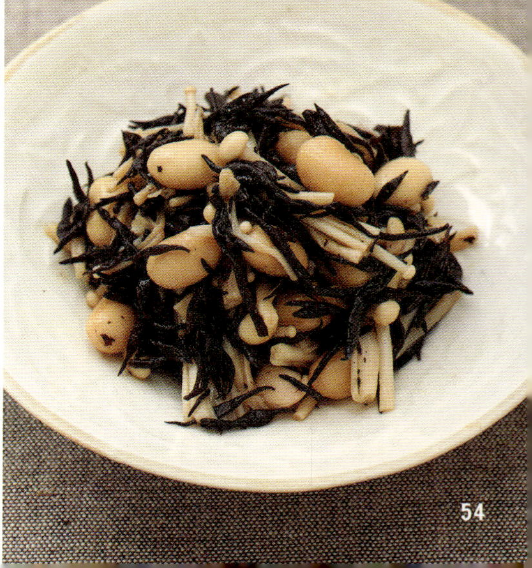

材料（1人分）

乾燥ひじき……大さじ2
ゆで大豆……カップ1/4
えのき……1/2パック（50g）
バター……小さじ2
しょうゆ……小さじ2

作り方

1 乾燥ひじきは水で戻す
2 えのきは石づきを取って、2㎝くらいの長さに切る
3 ひじき、えのきをレンジ対応のふた付き容器に入れて、4分加熱する
4 **3**の水気を切って、熱いうちにバター、しょうゆを加えて混ぜてから、ゆで大豆をあえる

たんぱく質 9.3 g
ビタミンB 0.6 mg
★ 鉄 6.6 mg
亜鉛 1.1 mg
ビタミンD 0.7 μg

SIDE

くるみとじゃこの甘辛あえ

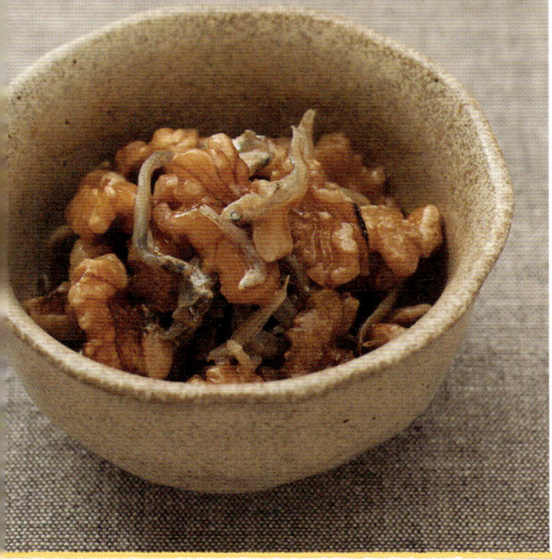

材料（１人分）

くるみ………大盛り大さじ４（10〜12粒くらい）
じゃこ………大盛り大さじ１
ラカントＳ液状………小さじ２
しょうゆ……小さじ１

作り方

すべての材料を混ぜ合わせる

MEMO

くるみはオメガ３、じゃこはカルシウムとビタミンＤが多く、発達障害のお子さんにもおすすめです。

たんぱく質 8.4 g / ビタミンB 0.3 mg / 鉄 1.0 mg / 亜鉛 1.1 mg / ★ビタミンD 3.7 μg

SIDE

小松菜のくるみごまあえ

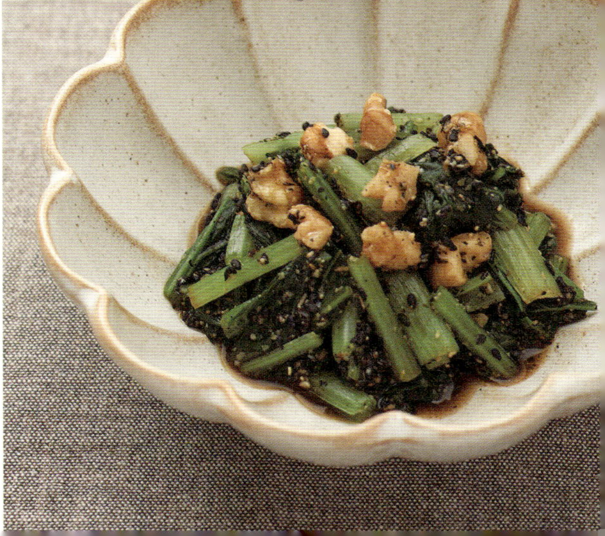

材料（１人分）

小松菜………………………２株（100g）
くるみ（砕く）………………２〜４粒
黒すりごま…………………大さじ２
ラカントＳ液状……………大さじ1/2
しょうゆ……………………大さじ1/2

作り方

1 小松菜を２センチほどの長さに切り、レンジ対応のふた付き容器に入れ、２分加熱して水気を切る
2 くるみ、黒すりごま、ラカントＳ、しょうゆを混ぜ合わせる

たんぱく質 6.4 g / ★ビタミンB 2.0 mg / ★鉄 4.6 mg / 亜鉛 1.4 mg

SIDE

豆腐と卵のふわふわ汁

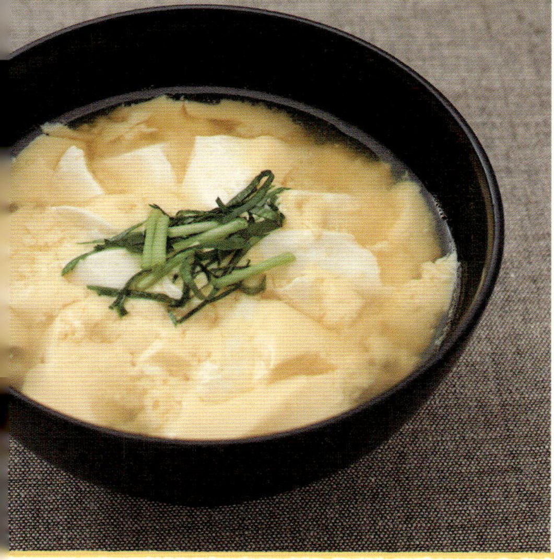

材料（２人分）

絹ごし豆腐……………………1/2丁（150g）
卵………………………………1個
だし汁…………………………カップ1と1/2（300cc）
しょうゆ………………………小さじ1
三つ葉（せん切り）……適量

作り方

1 レンジ対応のふた付き容器に卵を割り入れて、よくかき混ぜる。だし汁、しょうゆを加えてよく混ぜ合わせ、豆腐をスプーンですくって入れる

2 ふたをして、レンジで５分加熱する。途中で、かき混ぜる

3 器に**2**を入れ、三つ葉をのせる

たんぱく質 7.7 g / ビタミンB 0.4 mg / 鉄 1.2 mg / 亜鉛 0.9 mg / ビタミンD 0.5 μg

SIDE

さば缶の卵の花汁

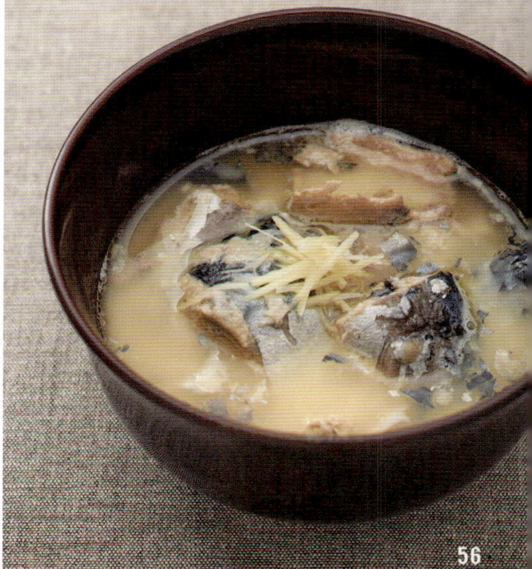

材料（２人分）

さば水煮缶……………………1缶（200g）
おからパウダー………………大さじ4
だし汁…………………………カップ1と1/2
味噌……………………………小さじ2
しょうが（せん切り）…………小さじ1

作り方

1 鍋にだし汁、汁気を切ったさば、おからパウダーを入れて、火にかける。温まったら、味噌を入れて溶かす

2 器に**1**を入れ、しょうがをのせる

★たんぱく質 28.0 g / ★ビタミンB 5.6 mg / 鉄 2.5 mg / 亜鉛 1.5 mg / ★ビタミンD 4.9 μg

DRINK

ブルーベリーラッシー

材料（１人分）

冷凍ブルーベリー…………カップ1/2
プレーンヨーグルト……カップ1/2
ラカントS液状……………小さじ1
※お好みの量で

作り方

1 冷凍ブルーベリーは、常温で半解凍する

2 1をチャック付きビニール袋に入れて、手で潰し、ヨーグルトとラカントSを入れて混ぜる

MEMO

ブルーベリーは手で潰せるのでミキサーいらず。ブルーベリーには、目によいといわれるポリフェノール「アントシアニン」が多く含まれています。

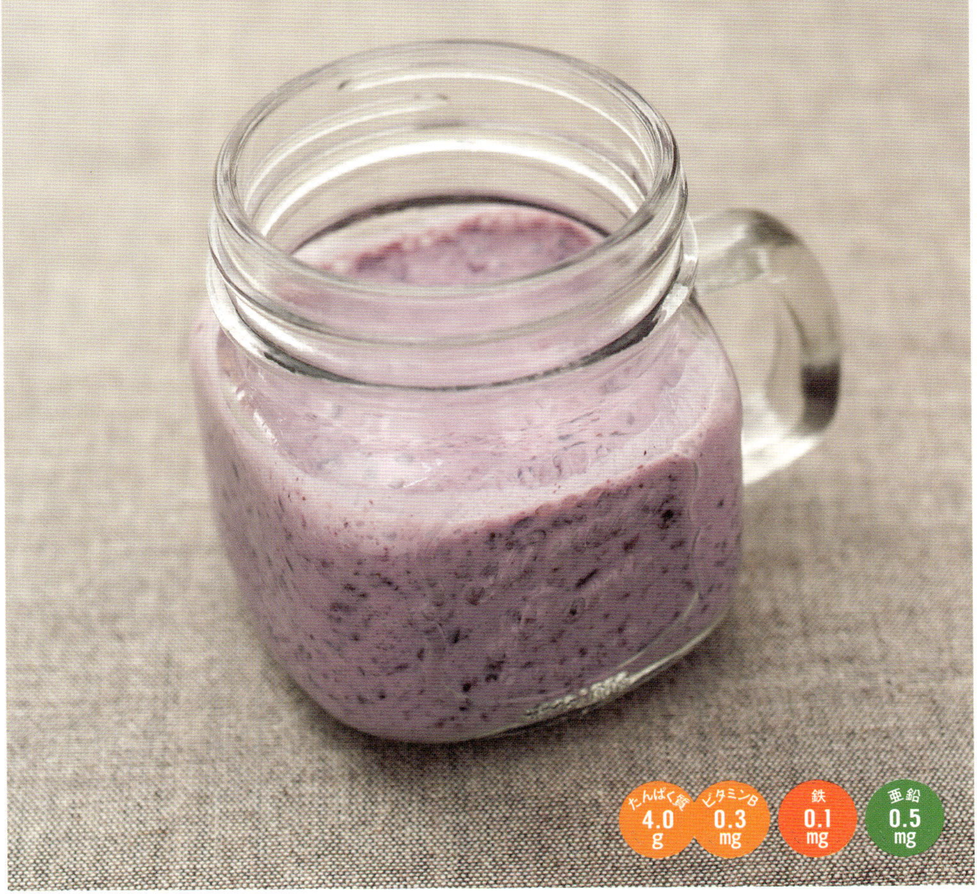

たんぱく質 4.0g
ビタミンB 0.3mg
鉄 0.1mg
亜鉛 0.5mg

DRINK

ホットソイごまココア

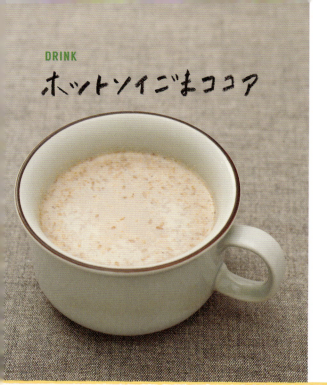

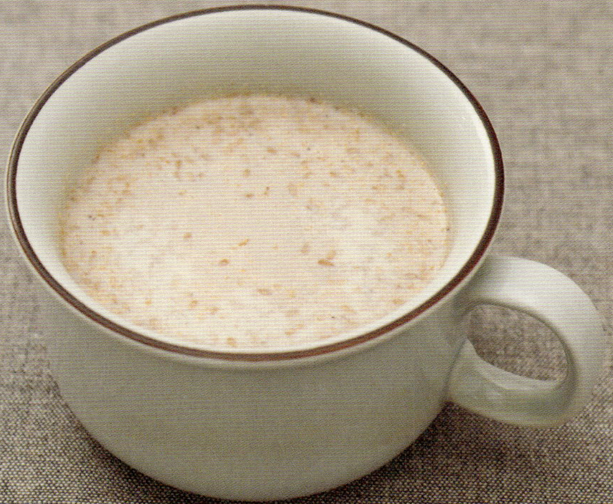

材料（１人分）

白すりごま……………………大さじ２
ココアパウダー………………小さじ１
無調整豆乳……………………カップ１
ラカントＳ液状………………小さじ１
※お好みの量で

作り方

1 すべての材料を耐熱用のカップに入れてラップをする
2 レンジで２分加熱する

たんぱく質 10.6 g ／ ビタミンB 0.5 mg ／ ★鉄 4.1 mg ／ 亜鉛 1.6 mg

DRINK

ホットソイチャイ

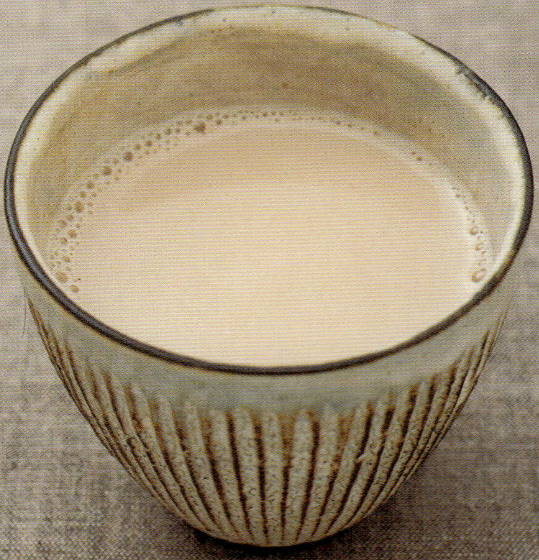

材料（１人分）

紅茶ティーバッグ…………１個
シナモン……………………小さじ1/2
カルダモン…………………１粒
水……………………………カップ1/2
無調整豆乳…………………カップ1/2
ラカントＳ液状……………小さじ１
※お好みの量で

作り方

鍋にすべての材料を入れて、火にかけ、沸騰したら、火から下ろす

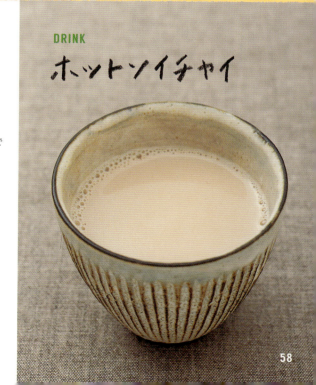

たんぱく質 3.6 g ／ ビタミンB 0.1 mg ／ 鉄 1.2 mg ／ 亜鉛 0.3 mg

COLUMN

常備すると便利！ お役立ち食材

この本で頻繁に登場する、
体によくて便利な食材＆調味料をご紹介します。

管理栄養士
小林さんおすすめ！

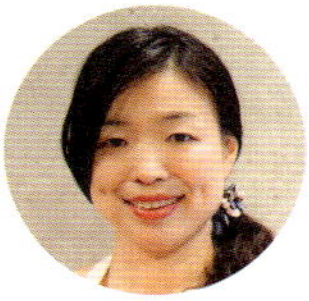

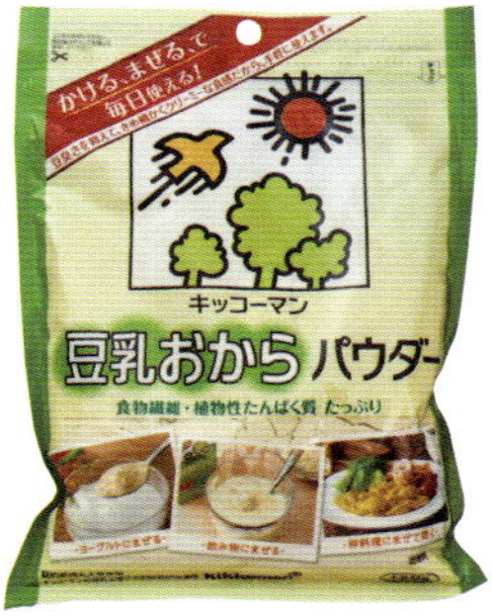

どんな料理にも活用できる
おからパウダー

おからパウダーは、おからを乾燥させてパウダー状にしたものです。従来の乾燥おからよりも、キメが細かくて使いやすく、おから臭さもありません。汁物や炒め物に加えるだけで、大豆たんぱく質、食物繊維を手軽にとることができます。

味が格段によくなる
塩麹

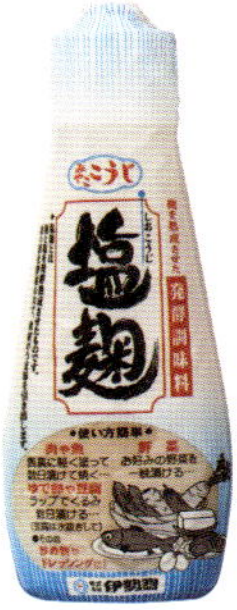

塩麹は、米麹に塩と水を加えて発酵させた発酵食品です。お肉や魚を漬けるとうまみが増します。市販の塩麹はメーカーによって風味や塩分濃度が違いますので、分量を調節するようにしてください。

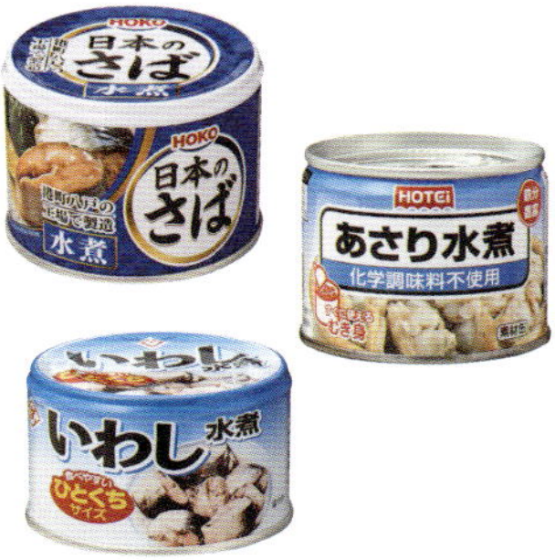

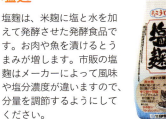

メイン料理にもなる強い味方
魚介の缶詰

魚介の缶詰は、手軽に栄養価の高い魚を食べることができるので、ぜひ常備していただきたいものです。味がほとんどついていない水煮缶を選ぶと、料理に使いやすく、すでに火が通っているので時短にもなるお助け食材です。

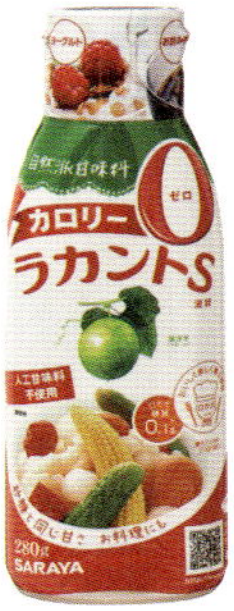

糖質オフの甘味料
ラカントS液状

ラカントSは、羅漢果《らかんか》の高純度エキスとエリスリトールからできた自然派甘味料です。甘さは砂糖と同じなのに低糖質なので、安心して料理などに使えます。この本のレシピの甘味料には、ほとんどラカントS液状を使用しています。

ONE DISH

コロコロステーキごはん

材料（１人分）

- 牛ステーキ肉……200g
- ごはん……100g
- ごま油……大さじ1
- オイスターソース……大さじ1
- 塩……少々
- こしょう……少々
- 水……大さじ1
- ブロッコリースプラウト…20g

作り方

1 牛肉はサイコロ状に切って、軽く塩を振っておく

2 フライパンにごま油を入れて中火で熱し、牛肉を焼く。軽く焼き目をつけて牛肉を返し、好みの焼き加減になったら、オイスターソースを入れ、こしょうを振る

3 牛肉を取り出し、水を入れて、ひと煮立ちさせ、たれを作る

4 器にごはんを盛り、ブロッコリースプラウトをしき、焼いた牛肉をのせ、たれをかける

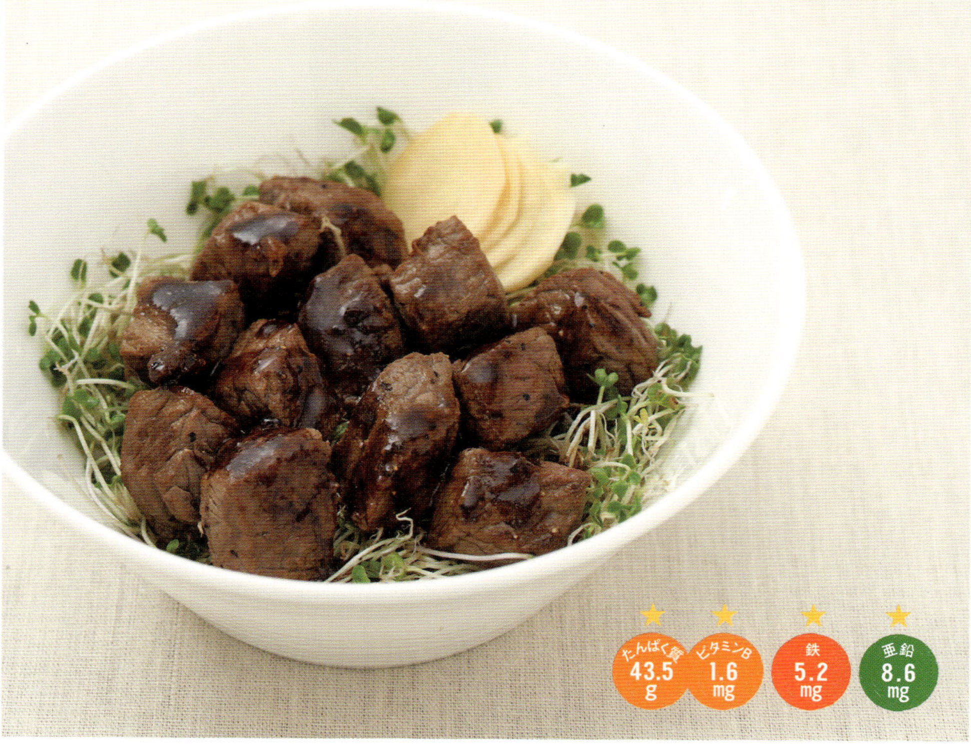

★たんぱく質 43.5 g
★ビタミンB 1.6 mg
★鉄 5.2 mg
★亜鉛 8.6 mg

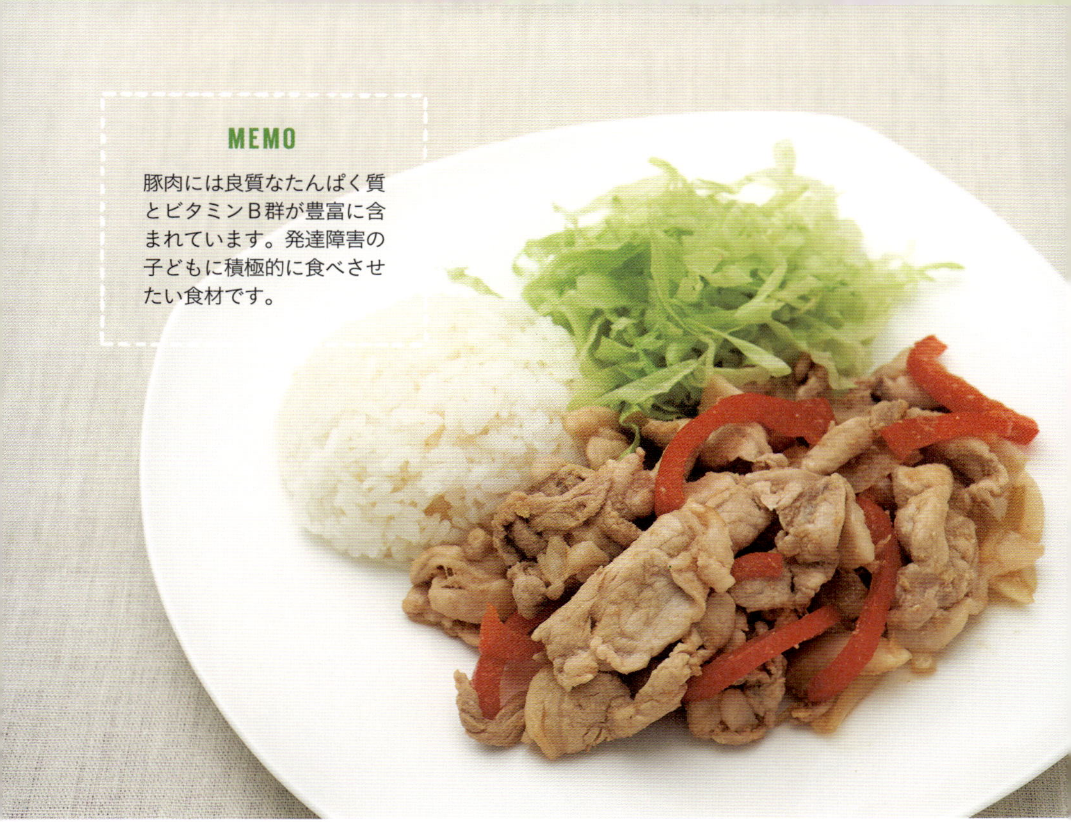

MEMO

豚肉には良質なたんぱく質とビタミンB群が豊富に含まれています。発達障害の子どもに積極的に食べさせたい食材です。

ONE DISH

豚のしょうが焼きごはん

材料（１人分）

豚薄切り肉	200g
玉ねぎ	1/4個
赤パプリカ	1/4個
おろししょうが	小さじ2
ごはん	100g
ごま油	大さじ1
しょうゆ	大さじ1
ラカントＳ液状	大さじ1
レタス（せん切り）	適量

※お好みで

作り方

1 玉ねぎはくし形、パプリカは５cmくらいのせん切りにする

2 フライパンにごま油を入れて中火で熱し、豚肉を炒める

3 豚肉に火が通ったら、おろししょうが、しょうゆ、ラカントＳを入れ軽く炒めてから火を止める

4 器にごはんを盛り、**3**を汁ごとのせる。お好みでレタスを添える

★ たんぱく質 45.8g
★ ビタミンB 3.4mg
鉄 2.2mg
★ 亜鉛 4.9mg
ビタミンD 0.2μg

MEMO

オクラとめかぶのネバネバ成分は水溶性食物繊維。食欲のないときでも、のど越しがよく食べやすいです。

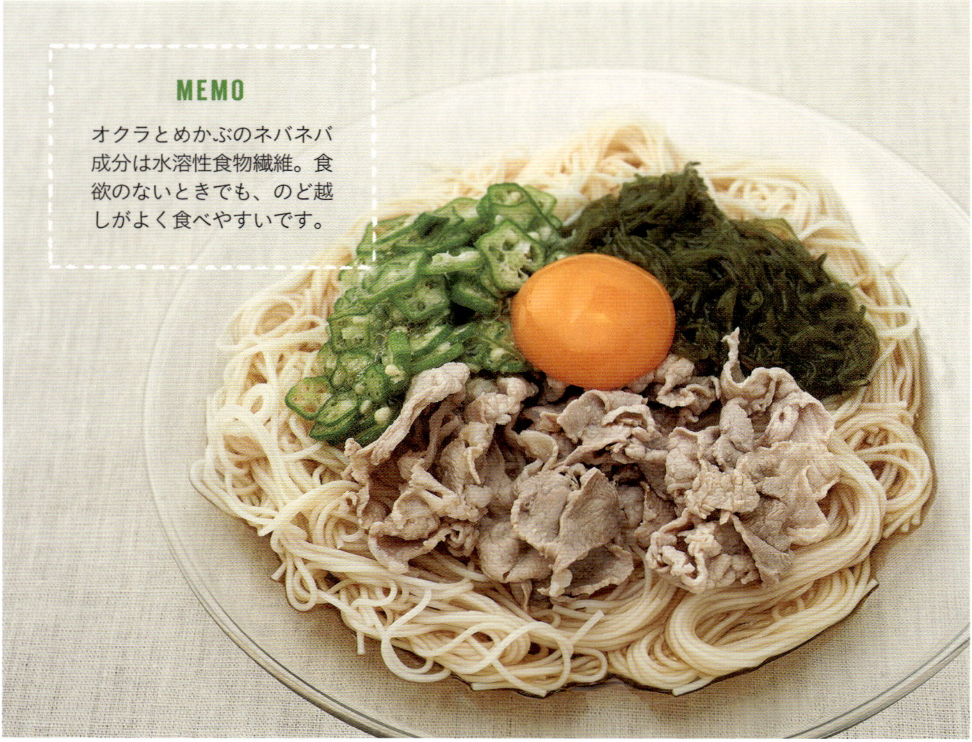

MAIN

ネバネバそうめん

材料（1人分）

豚薄切り肉……50g
オクラ……1/2袋(50g)
めかぶ……50g
卵黄……1個
そうめん(乾燥)……1束(50g)
ごま油……小さじ1
塩……小さじ1
酒……大さじ2

めんつゆ（合わせる）

だし汁……カップ1/2
しょうゆ……大さじ1と1/2
ラカントS液状……大さじ1/2

作り方

1 鍋に水（分量外）、塩を入れて沸騰したら、酒を加える。豚肉をゆで、色が変わったらざるに上げ冷ましておく

2 オクラを薄くスライスする

3 そうめんをゆで、冷水でしめる

4 器に **3** を盛り、オクラ、めかぶ、豚肉を飾り、卵黄をのせる。めんつゆをかける

★たんぱく質 22.1g
★ビタミンB 1.3mg
鉄 2.8mg
亜鉛 2.6mg
ビタミンD 1.3μg

★たんぱく質 30.0 g ★ビタミンB 1.5 mg ★鉄 3.7 mg ★亜鉛 6.2 mg ビタミンD 0.3 μg

ONE DISH

ミートボールのトマトパスタ

材料（２人分）

合いびき肉	200g
ひと口チーズ（プロセスチーズ）	10個
トマト缶	1缶
スパゲッティ（乾燥）	80g
にんにく（みじん切り）	1片
オリーブ油	大さじ1
ハーブ（オレガノなど）	適量
塩	小さじ1/2

作り方

1 ひき肉に塩少々（分量外）を加えて、よく混ぜ合わせる

2 **1**を10等分にして、チーズを真ん中に入れて、丸める

3 フライパンにオリーブ油を入れて中火で熱し、にんにくを炒め、ミートボールを入れる

4 ミートボールの表面が焼けたら、トマト缶を入れて10分ほど煮て、塩とハーブで味を調える

5 パスタをゆでて、**4**に入れ、ソースと絡める

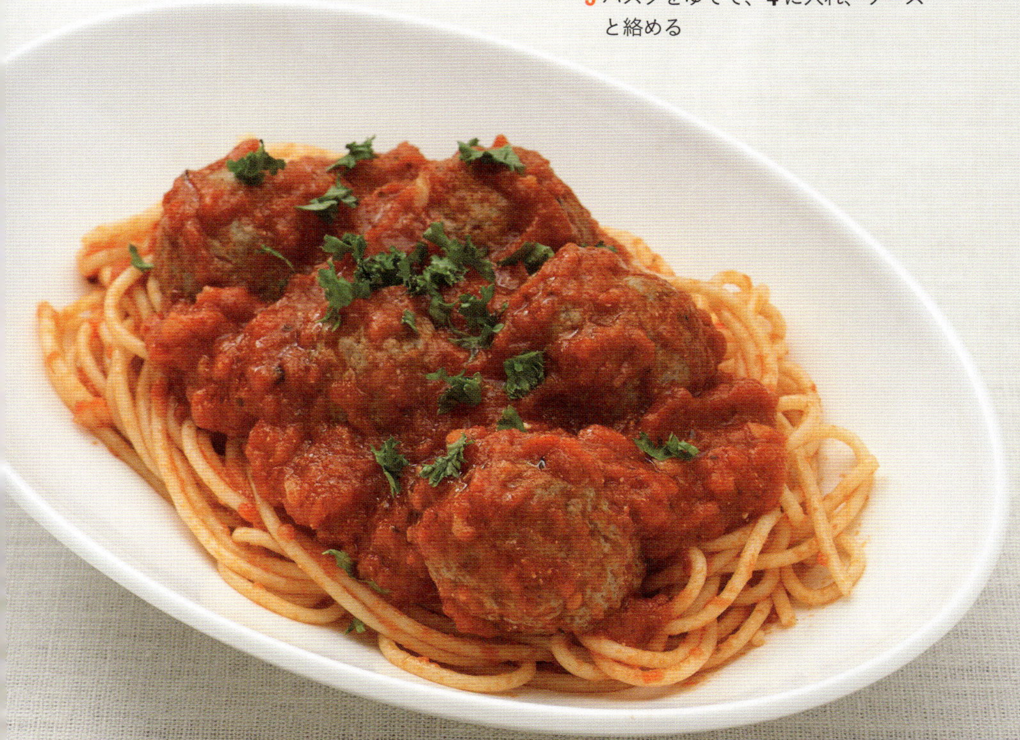

ONE DISH

豆苗ドライカレー

材料（２人分）

豚ひき肉(合びきも可)……200g
玉ねぎ……1個
豆苗……20g
卵……２個
ごはん……200g
おからパウダー……大さじ２～４
カレー粉……大さじ1
オリーブ油……大さじ1
塩……小さじ1弱

作り方

1 玉ねぎは大きめのみじん切りにする

2 フライパンにオリーブ油を入れて中火で熱し、目玉焼きを作り、取り出す

3 フライパンを拭き、オリーブ油を入れ中火で熱し、ひき肉と玉ねぎを加え、玉ねぎがしんなりするまで炒める。おからパウダー、カレー粉、塩を入れて、味を調える。最後に２センチほどの長さに切った豆苗を加えて、火を通す

4 器にごはん、**3** を盛り、目玉焼きをのせる

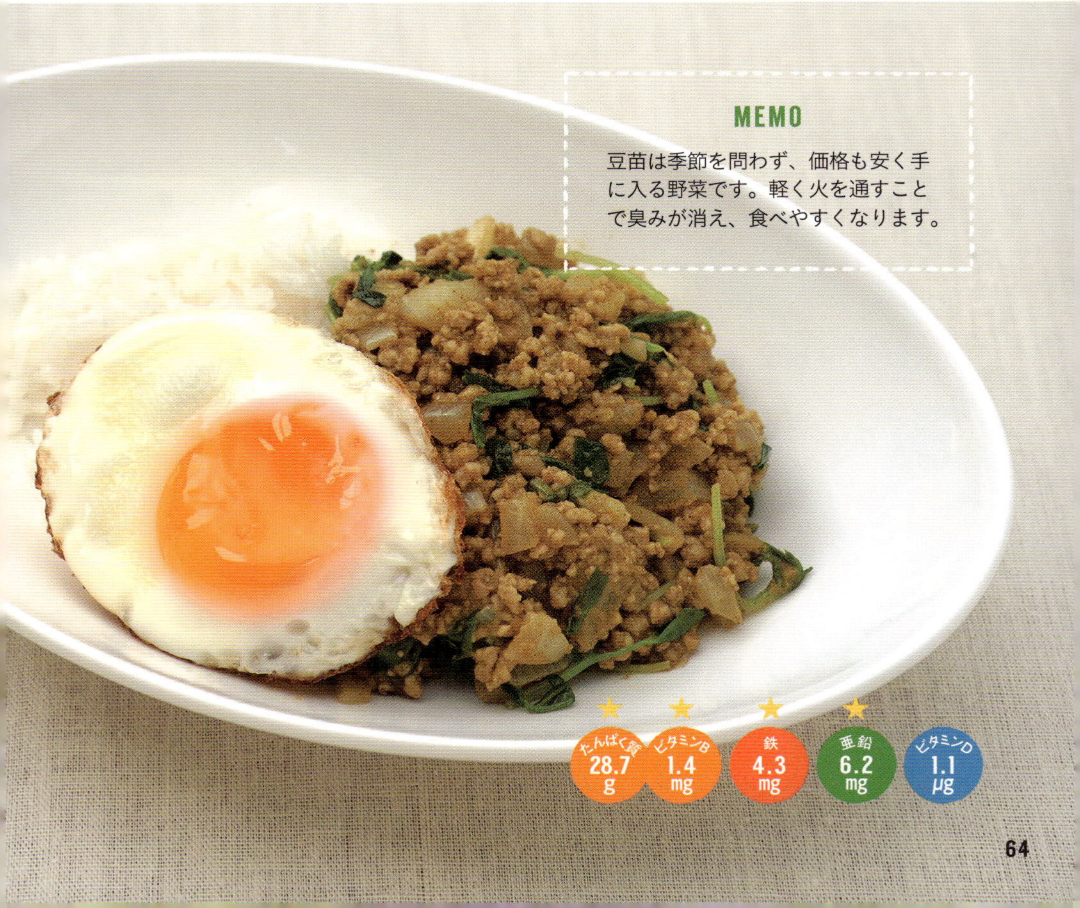

MEMO

豆苗は季節を問わず、価格も安く手に入る野菜です。軽く火を通すことで臭みが消え、食べやすくなります。

★ たんぱく質 28.7 g
★ ビタミンB 1.4 mg
★ 鉄 4.3 mg
★ 亜鉛 6.2 mg
ビタミンD 1.1 μg

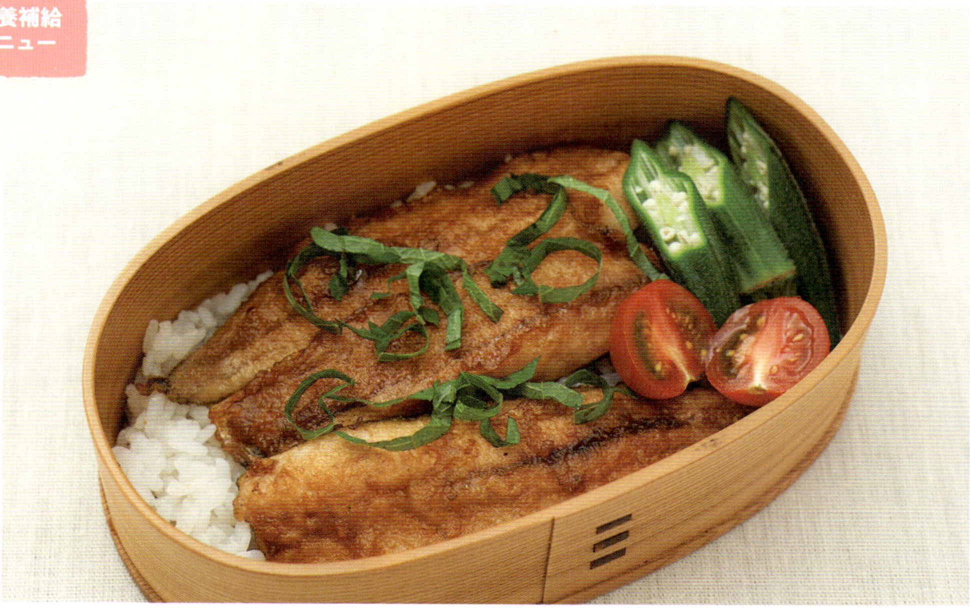

ONE DISH

いわしの蒲焼き弁当

材料（１人分）

いわし３枚おろし	４枚(80g)
ごはん	100g
オクラ	1～２本
プチトマト	1個
大葉	1～２枚
片栗粉	大さじ1
酒	大さじ1/2
ごま油	大さじ1
しょうゆ	大さじ1/2
ラカントＳ液状	大さじ1/2

作り方

1 いわしは10分ほど酒に浸けておく

2 オクラはレンジ対応のふた付き容器に入れ、1分加熱し、２～３等分に切る。大葉はせん切り、プチトマトは半分に切る

3 **1** に片栗粉をまぶして、余計な粉を落とす

4 フライパンにオリーブ油を入れて中火で熱し、いわしの皮を下にして並べる

5 皮に軽く焦げ目がついたら裏返し、全体に火が通ったら火を止め、いわしを取り出す

6 余分な油を拭き取り、弱火にしてしょうゆとラカントＳを入れ、馴染ませる

7 器にごはんを盛り **5** をのせ、汁を回しかける。**2** を添える

★たんぱく質 18.6 g
ビタミンB 0.8 mg
鉄 2.1 mg
亜鉛 2.1 mg
★ビタミンD 25.6 μg

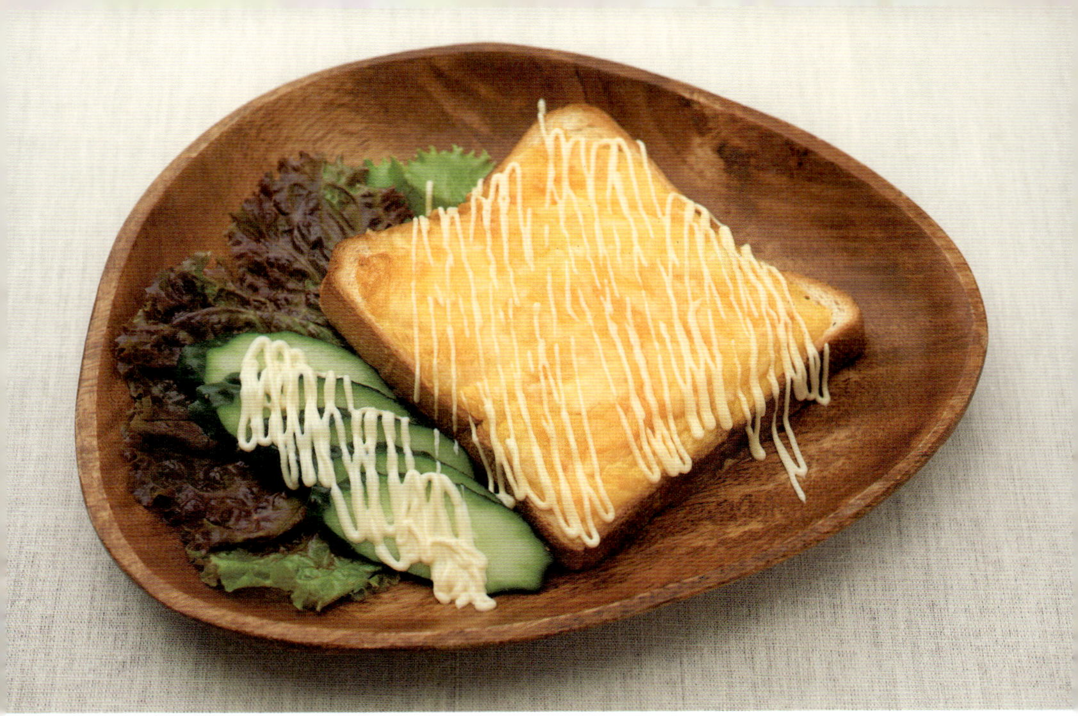

ONE DISH

たまチートースト

材料（１人分）

食パン８枚切り……………… I 枚
とろけるチーズ……………カップ3/4
卵……………………………… I 個
マヨネーズ…………………大さじ I
サニーレタス……………… I ～２枚
きゅうり（薄切り）…………適量

作り方

1 チーズと卵を混ぜ合わせる
2 食パンに 1 をのせてトースターで５分ほど焼く
3 皿に 2 をのせ、全体的にマヨネーズをかける。サニーレタス、きゅうりなど好みの野菜を添える

MEMO

忙しい朝でも高たんぱくの食事が簡単に作れます。卵がやわらかい半熟の状態がよければ、焼く時間を少なめにしてください。

★
たんぱく質 24.5 g
ビタミンB 0.6 mg
鉄 1.6 mg
亜鉛 2.9 mg
ビタミンD 1.1 μg

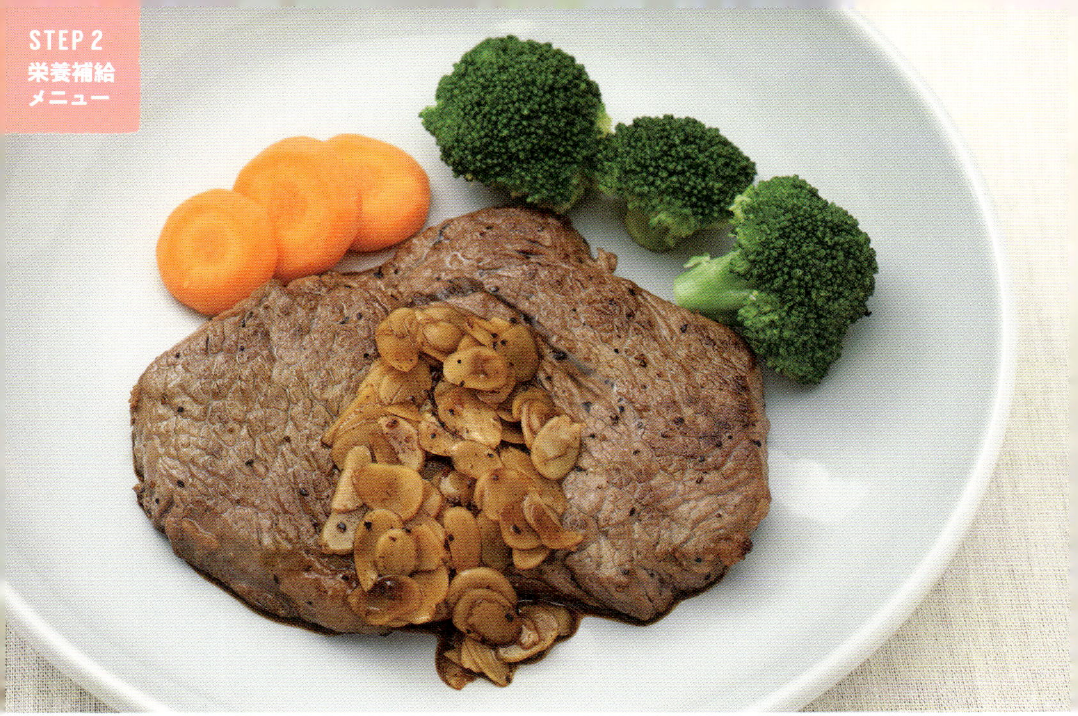

MAIN

バターしょうゆステーキ

材料（１人分）

牛ステーキ肉……200g
スライスアーモンド……20g
バター……大さじ1
塩……少々
しょうゆ……大さじ1
こしょう……少々
ブロッコリーやにんじん……適量
※お好みで

MEMO

アーモンドは栄養価が高いので、おやつだけでなく、料理に積極的に活用していただきたい食材です。

作り方

1 牛肉に塩を振る

2 フライパンにバターを半分入れて中火で熱し、肉を置き、軽く焼き目がついたら裏返し、好みの焼き加減で肉を焼く。こしょうを振り、火を止め、肉を皿に盛る

3 **2**のフライパンに、スライスアーモンド、残りのバターとしょうゆを入れて、再び火にかける。アーモンドが色づいてきたら、火から下ろし、**2**にかける。お好みで茹でたブロッコリーやにんじんを添える

★たんぱく質	★ビタミンB	★鉄	★亜鉛	ビタミンD
44.4 g	1.8 mg	5.8 mg	8.4 mg	0.5 μg

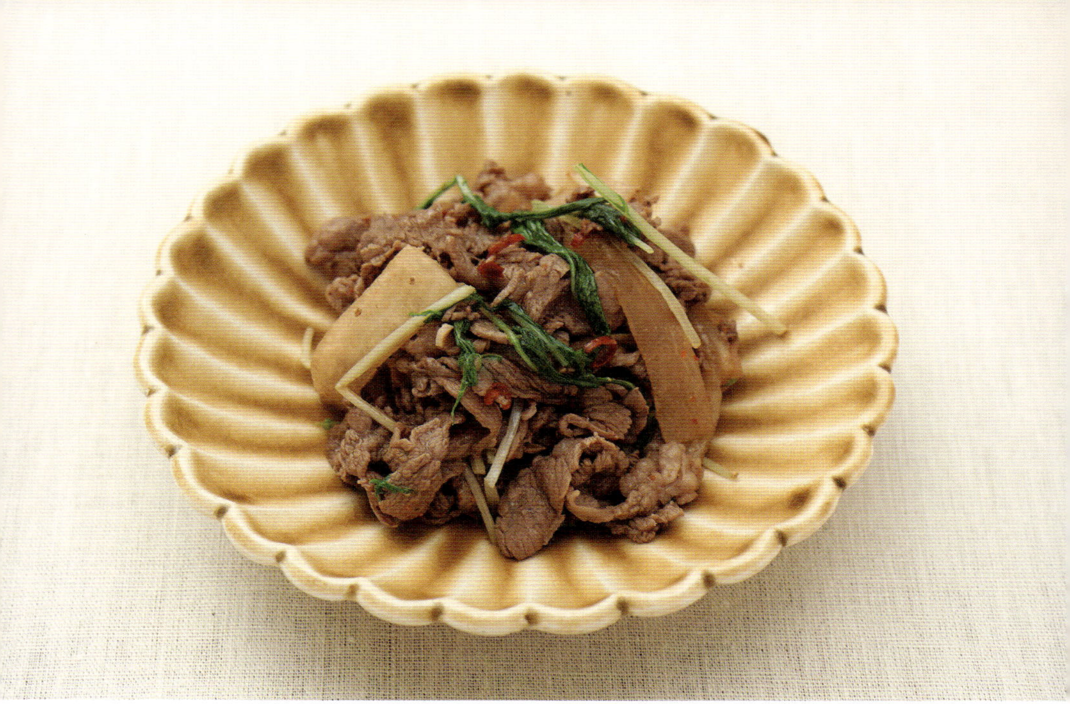

MAIN

牛肉と大根のピリ辛しょうゆ炒め

材料（１人分）

- 牛薄切り肉……200g
- 大根……150g
- 唐辛子……1本
- ごま油……大さじ1
- しょうゆ……大さじ1/2
- ラカントＳ液状……小さじ1
- 塩・こしょう……少々

作り方

1. 大根は、1.5cm幅で５cmの長さの短冊切り、唐辛子は輪切りにする
2. フライパンにごま油と唐辛子を入れて中火で熱し、牛肉を炒める
3. 肉が色づいてきたら大根を加えて大根が透き通るまで炒め、しょうゆ、ラカントＳ、塩・こしょうで味を調える

MEMO

大根は低糖質野菜のひとつです。大根のビタミンCが牛肉に含まれる鉄の吸収を高めてくれます。

★たんぱく質 40.5g
★ビタミンB 1.6mg
★鉄 5.2mg
★亜鉛 7.9mg
ビタミンD 0.4μg

MAIN

焼肉 手作りごまだれ

材料（1人分）

- 牛カルビ肉……100g
- 牛ハラミ肉……100g
- 牛脂……1個
  - ※またはごま油……適量
- サニーレタス……適量
- かいわれ大根……適量
- 大葉……適量

ごまだれ（混ぜる）

- おろしにんにく……小さじ1/2
- ごま油……大さじ1/2
- 白すりごま……大さじ1と1/2
- しょうゆ……大さじ1と1/2
- ラカントS液状……大さじ1
- 酢……小さじ1/2
- 水……大さじ1と1/2

作り方

1 フライパンに牛脂（なければごま油適量）をのせて中火で熱し、肉を並べ焼き目がついたら裏返し、好みの加減で焼く

2 1を皿に盛り、サニーレタス、かいわれ大根、大葉を添え、ごまだれをかける

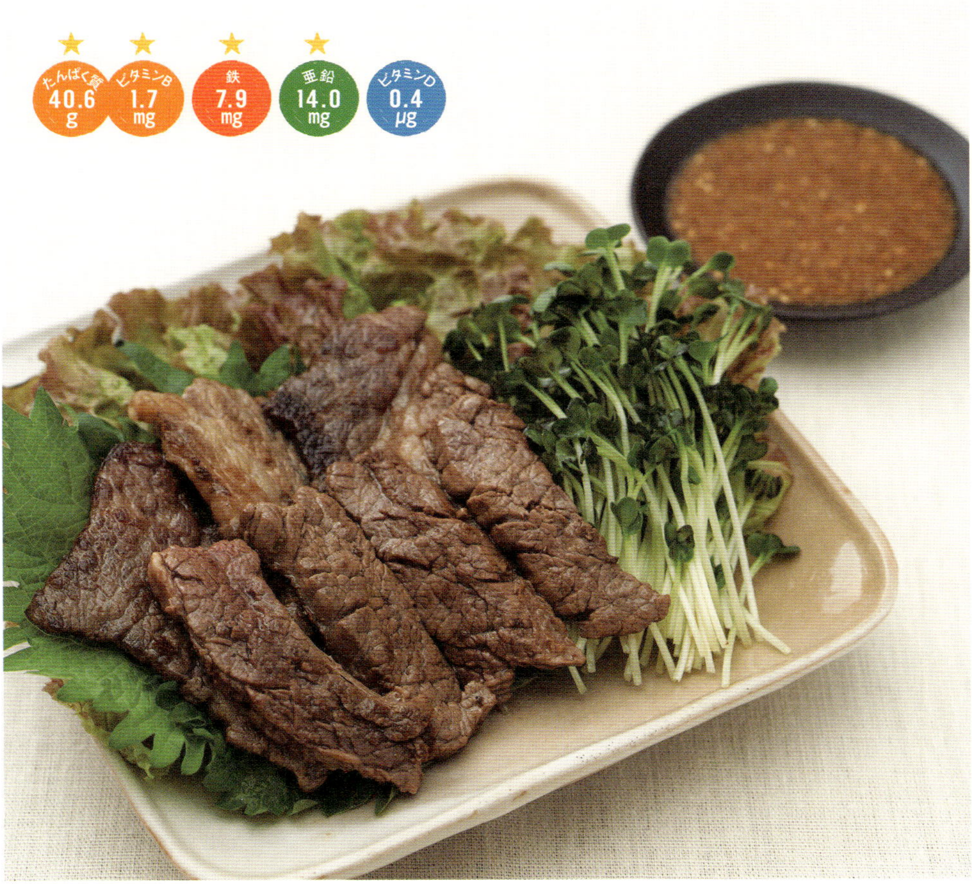

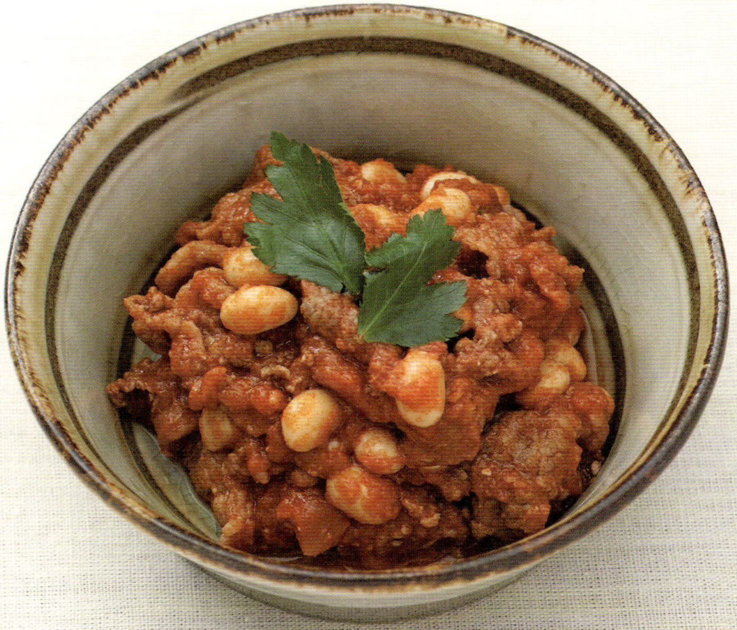

MAIN

牛肉の和風トマト煮

材料（1人分）

牛こま切れ肉……200g
トマト缶……1缶
味噌……大さじ2
ゆで大豆……50g
ごま油……大さじ1

作り方

1 鍋にごま油を入れて中火で熱し、牛肉を炒める

2 牛肉に火が通たっらトマト缶を入れ、トマトをほぐし、煮る。牛肉のアクが出てきたらすくう

3 こってりと水分が少なくなるまで20分くらい煮て、ゆで大豆、味噌を加えて味を調える

★ たんぱく質 54.7 g
★ ビタミンB 2.5 mg
★ 鉄 8.9 mg
★ 亜鉛 9.4 mg
ビタミンD 0.4 μg

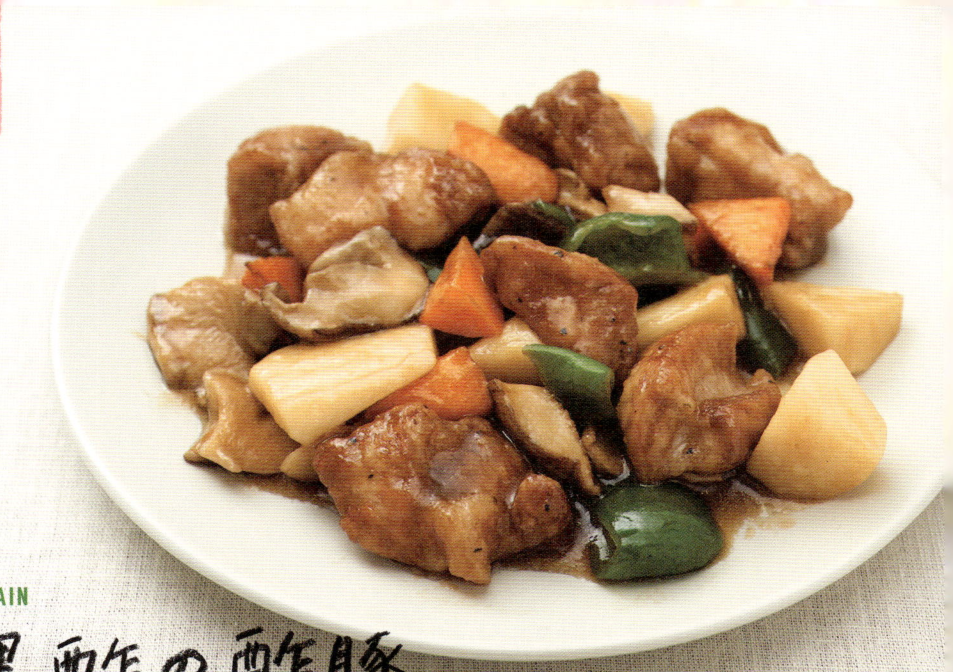

MAIN

黒酢の酢豚

材料（２人分）

豚肩肉(煮込み用ぶつ切り)	200g
長芋	100g
しいたけ	50g
ピーマン	50g
赤ピーマン	50g
にんじん	中1/2本
揚げ油	カップ1～2
塩・こしょう	少々
片栗粉	大さじ1

黒酢だれ（混ぜる）

黒酢	大さじ2と1/2
片栗粉	大さじ1/2
鶏がらスープ	大さじ2と1/2
ごま油	小さじ1
しょうゆ	大さじ2と1/2
酒	大さじ1
ラカントS液状	大さじ2
水	大さじ1

作り方

1 野菜はすべて乱切りにする

2 肉に塩・こしょうを振って、片栗粉をつける

3 鍋に揚げ油（2㎝ぐらい）を入れ、ピーマン、赤ピーマン、しいたけを高温で1分ほど素揚げする。続いて、長芋、にんじんの順で中に火が通るまで素揚げする

4 中に火が通るまで肉を揚げる（肉を取り出し、竹串を刺して血が出なければOK）

5 フライパンに黒酢だれ、**3** を入れて中火にかける。軽く混ぜ合わせて、とろみが出てきたら火から下ろす

★たんぱく質 23.1 g
★ビタミンB 2.2 mg
鉄 1.6 mg
★亜鉛 3.5 mg
ビタミンD 0.3 μg

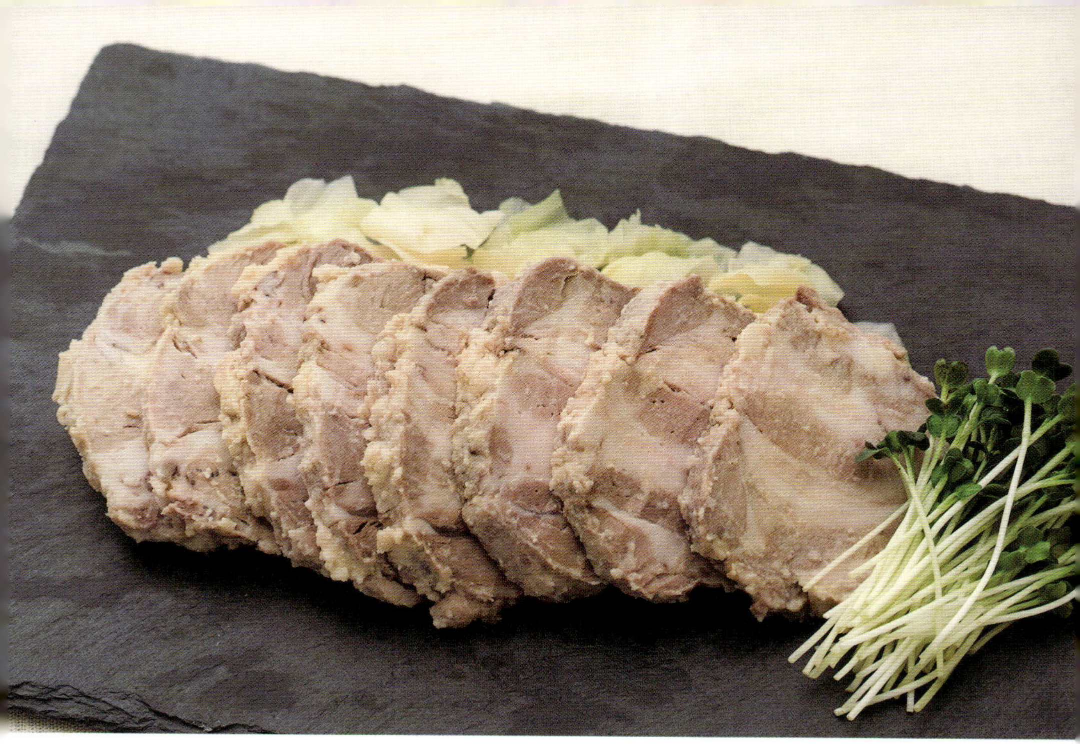

MAIN

おから塩豚

材料（２人分）

A
- 豚肩ブロック肉……450gくらい
- 塩……小さじ１と1/2
- おからパウダー……大さじ３

ゆでキャベツ、かいわれ大根……適量
※お好みで

MEMO

作り方はパッククッキング（ポリ袋に食材を入れて湯せんで火を通す調理法）の要領です。おからパウダーが肉汁を吸収、うまみを閉じ込めてくれます。

作り方

1 耐熱性のポリ袋に、Aの材料を入れて、口を結ぶ

2 大きめの鍋に水をたっぷり入れ、1を入れて、１時間ほど煮る

3 ポリ袋から豚肉を取り出し、1.5cm幅に切って皿に盛り、お好みでゆでキャベツ、かいわれ大根を添える

★	★		★	
たんぱく質 44.4 g	ビタミンB 2.9 mg	鉄 1.8 mg	亜鉛 6.4 mg	ビタミンD 0.5 μg

MAIN

豚ばら肉とトマトの豆板醤炒め

材料（１人分）

豚ばら厚切り……200g
トマト……１個
卵……２個
豆板醤……大さじ１
ごま油……大さじ１

作り方

1 トマトはざく切りにする
2 フライパンにごま油を入れて中火で熱し、豚肉を加え全体に火が通るまで炒め、トマトを加えてさらに炒める
3 豆板醤を入れ全体に馴染んだら、溶きほぐした卵を回し入れて軽く混ぜ、火を止める

★たんぱく質 44.0g
★ビタミンB 2.7mg
★鉄 3.9mg
★亜鉛 5.2mg
★ビタミンD 3.0μg

MEMO

卵とトマトの酸味が豆板醤の辛さをマイルドにしてくれるので、辛いのが苦手な人でも食べやすくなります。

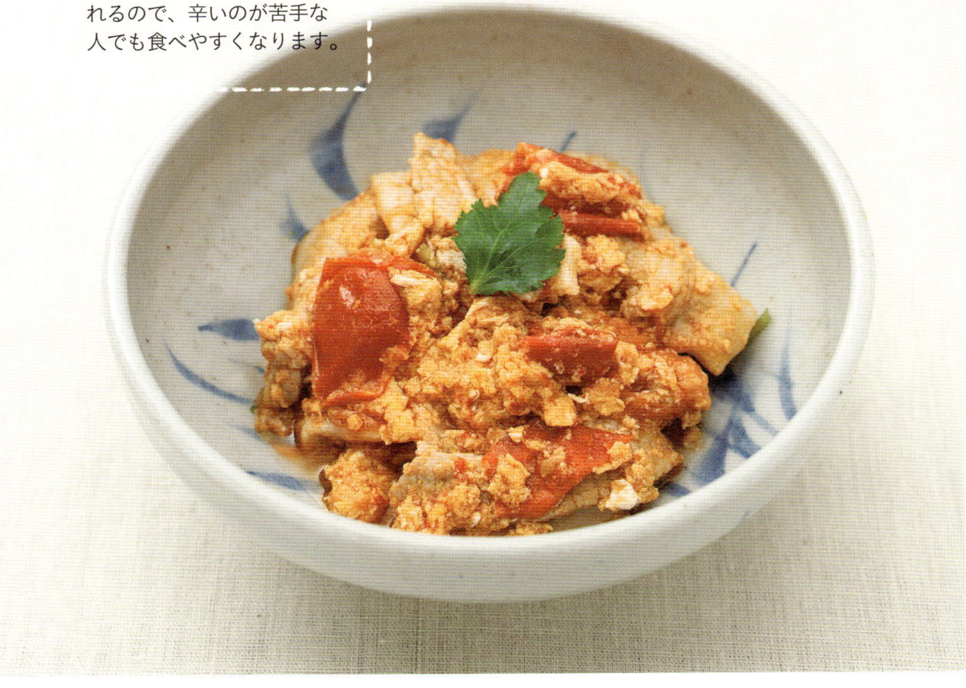

MAIN

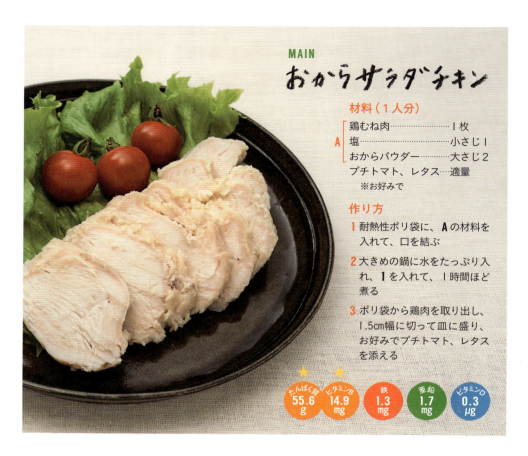

おからサラダチキン

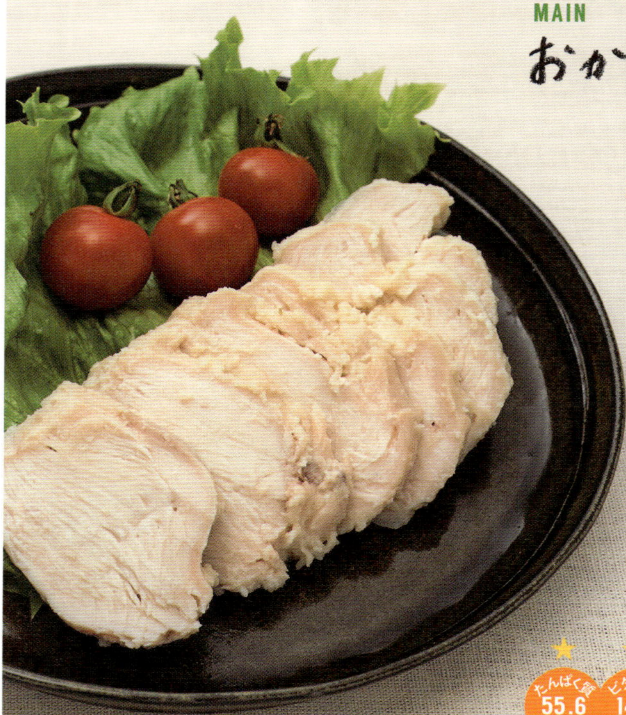

材料（1人分）

A
- 鶏むね肉……………………1枚
- 塩……………………………小さじ1
- おからパウダー…………大さじ2

プチトマト、レタス……適量
※お好みで

作り方

1 耐熱性ポリ袋に、Aの材料を入れて、口を結ぶ

2 大きめの鍋に水をたっぷり入れ、1を入れて、1時間ほど煮る

3 ポリ袋から鶏肉を取り出し、1.5cm幅に切って皿に盛り、お好みでプチトマト、レタスを添える

★たんぱく質 55.6g ★ビタミンB 14.9mg 鉄 1.3mg 亜鉛 1.7mg ビタミンD 0.3μg

ARRANGE

おからチキンサンド

材料（2個分）

- おからサラダチキン……1/4枚分
- ゆで卵…………………………1個
- レタス…………………………1枚
- クロワッサン………………2個
- マヨネーズ…………………小さじ2

作り方

1 おからサラダチキンを手でほぐし、マヨネーズとあえる

2 ゆで卵をスライスする

3 1、2をクロワッサンに挟む

★たんぱく質 24.4g ★ビタミンB 4.0mg 鉄 1.6mg 亜鉛 1.4mg ビタミンD 1.2μg

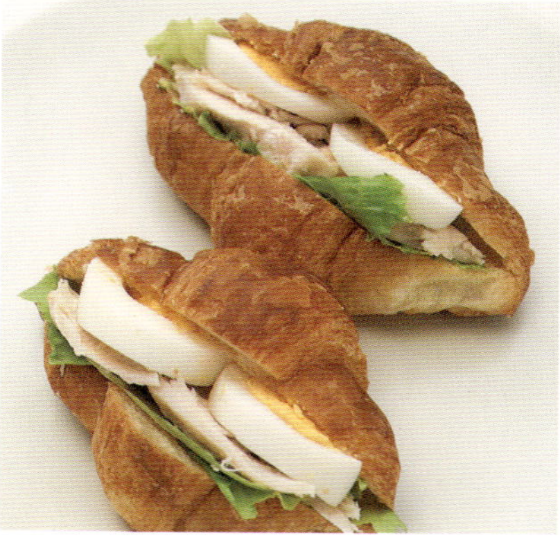

MAIN
鶏のゆずこしょう鍋

材料(2人分)

- 鶏もも肉……………2枚
- キャベツ……………1/4個分(250g)
- しいたけ……………3枚
- 絹ごし豆腐…………1丁(300g)
- 鶏ガラスープ………5カップ
- ゆずこしょう………適量
- 万能ねぎ(小口切り)…適量

締めの雑炊
- 卵……………………1個
- ごはん………………150g
- 塩・こしょう………少々

作り方

1. 鍋に鶏がらスープを入れて、ぶつ切りにした鶏もも肉、ざく切りにしたキャベツ、しいたけを入れて煮る
2. 肉に火が通り、野菜がやわらかくなったら、豆腐を入れる
3. ゆずこしょうを入れ、好みの辛さに調節する
4. 食べるときに万能ねぎをちらす。締めには、ごはんを入れて煮立たせ、溶き卵を一面にかけて雑炊にする。塩・こしょうで味を調える

たんぱく質	ビタミンB	鉄	亜鉛	ビタミンD
61.2 g	2.2 mg	3.9 mg	6.0 mg	1.6 μg

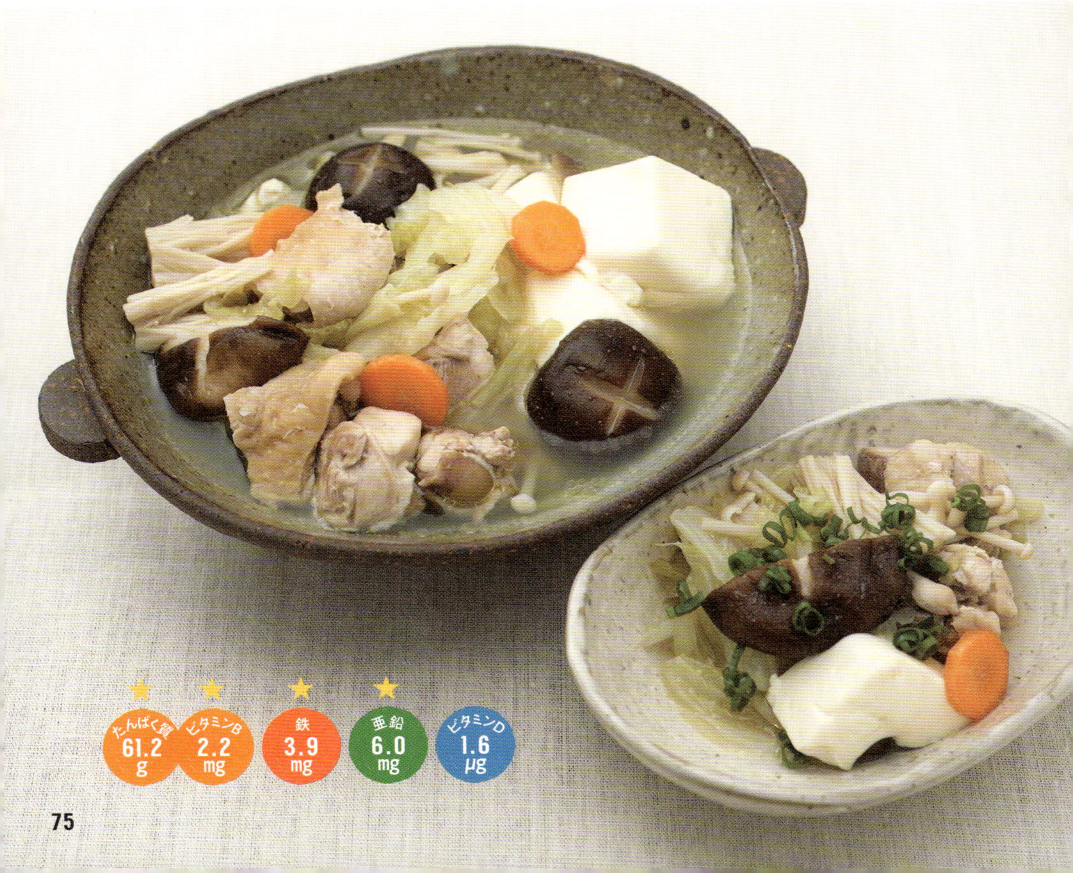

MAIN

鶏の酢じょうゆ煮

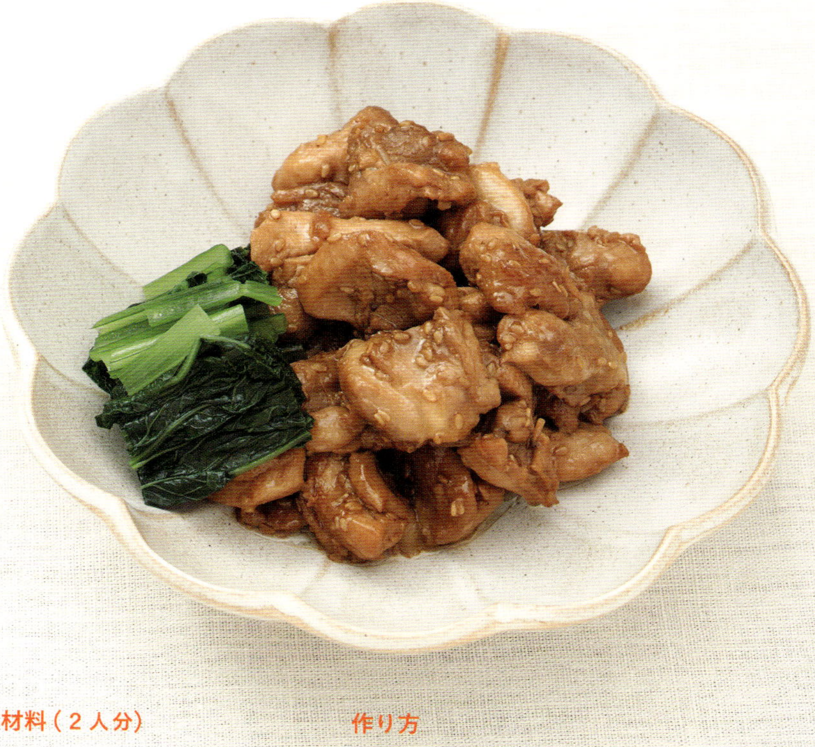

材料（2人分）

鶏もも肉……………2枚(500g)
白ごま…………………大さじ1
しょうゆ………………大さじ1と1/2
酢………………………大さじ2
ラカントS液状……大さじ1/2
小松菜…………………適量
※お好みで

作り方

1 鶏もも肉はぶつ切りにする

2 鍋に鶏肉、酢、ラカントS、しょうゆを入れ、中火で20分ほど汁気がなくなるまで煮詰める

3 器に**2**を盛り、白ごまを振りかける。お好みでゆでた小松菜を添える

★ たんぱく質 45.0g
★ ビタミンB 1.7mg
★ 鉄 5.0mg
★ 亜鉛 4.7mg
ビタミンD 1.0μg

メニュー

MAIN

レバー入り
ハンバーグ

材料（2人分）

鶏レバー	120g
合いびき肉	250g
おからパウダー	大さじ1〜2
スライスチーズ	2枚
オリーブ油	大さじ1
おろししょうが	小さじ1/2
おろしにんにく	小さじ1/2
塩	小さじ1/2
サニーレタス、 トマト、ブロッコリー	適量

※お好みで

作り方

1. レバーはよく洗って、おろししょうが、おろしにんにくとあえて10分置いて臭みを取り除いたあと、細かく刻む
2. ひき肉と塩を混ぜ合わせ、**1**を加えてさらに混ぜる
3. **2**におからパウダーを加えて、よく混ぜ合わせる。おからパウダーの量は混ぜ合わせたときのやわらかさで調整する
4. **3**を2等分にして、楕円形や円形に成型する。
5. フライパンにオリーブ油を入れて弱火で熱し、**4**を焼く。焼き色がついたら裏返しふたをして8分ほど焼く
6. 火を切って、チーズをのせ、1分ほどふたをして置いておく
7. 皿に**6**をのせ、お好みでサニーレタス、くし切りトマト、ゆでたブロッコリーを添える

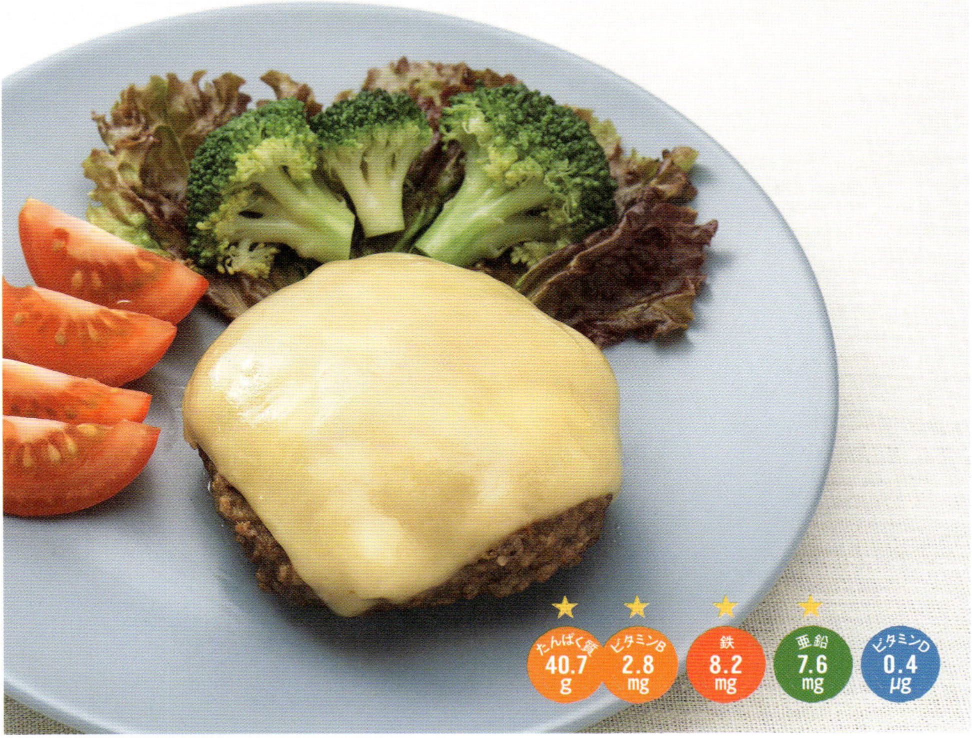

MAIN

ラム肉の味噌炒め

材料（1人分）

ラムスライス肉…200g
玉ねぎ……………………1個
にんじん…………………1/3本
ごま油……………………大さじ1

合わせ調味料

味噌………………………大さじ1
ラカントS液状…大さじ1
しょうゆ…………………小さじ1

作り方

1 玉ねぎはくし切り、にんじんは1cm幅で4cm長さの短冊切りにする

2 フライパンにごま油を入れて中火で熱し、ラム肉を炒め火が通ったら取り出す

3 **2**のフライパンに玉ねぎ、にんじんを入れてやわらかくなるまで炒めたら、ラム肉、合わせ調味料を入れて軽く炒める

★たんぱく質 39.3g
★ビタミンB 1.6mg
★鉄 6.0mg
★亜鉛 11.0mg
★ビタミンD 1.8μg

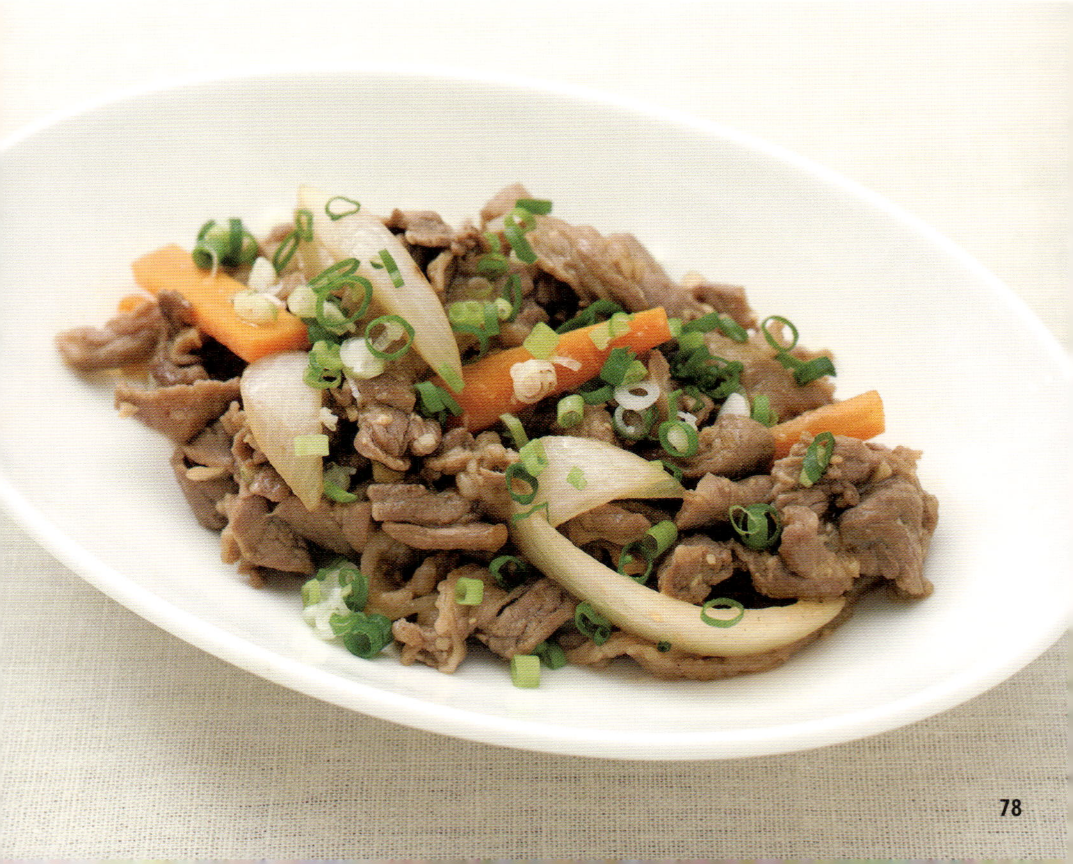

MEMO

アボカドとゆで大豆がまぐろの風味を引き立てて、濃厚な味わいになります。ごはんにのせて丼にするのもおすすめです。

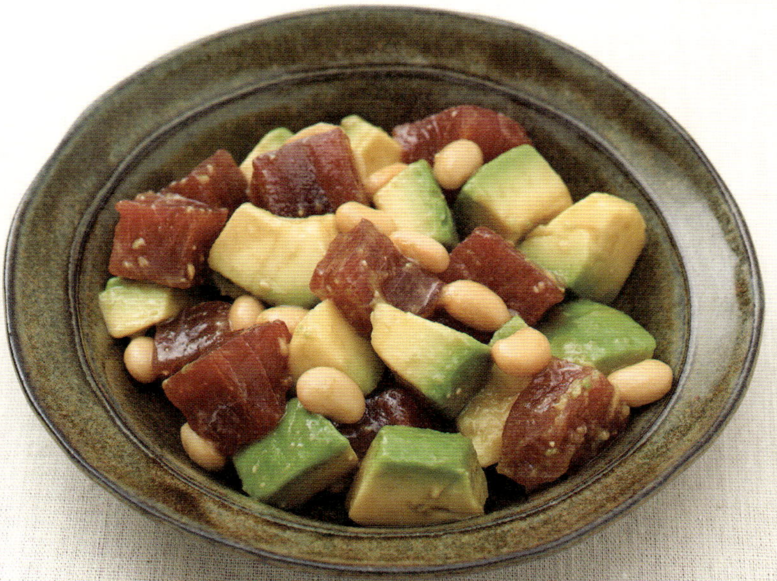

MAIN

まぐろとアボカドとゆで大豆のボリュームあえ

材料（1人分）

まぐろ（刺身用）……100g
アボカド……1個
ゆで大豆……50g
わさび……小さじ1/2
ごま油……小さじ1
しょうゆ……小さじ2

作り方

1 まぐろとアボカドは、ひと口大に切る
2 1とすべての調味料を混ぜ合わせる

★ たんぱく質 36.2g
★ ビタミンB 2.1mg
★ 鉄 3.8mg
亜鉛 2.3mg
★ ビタミンD 12.0μg

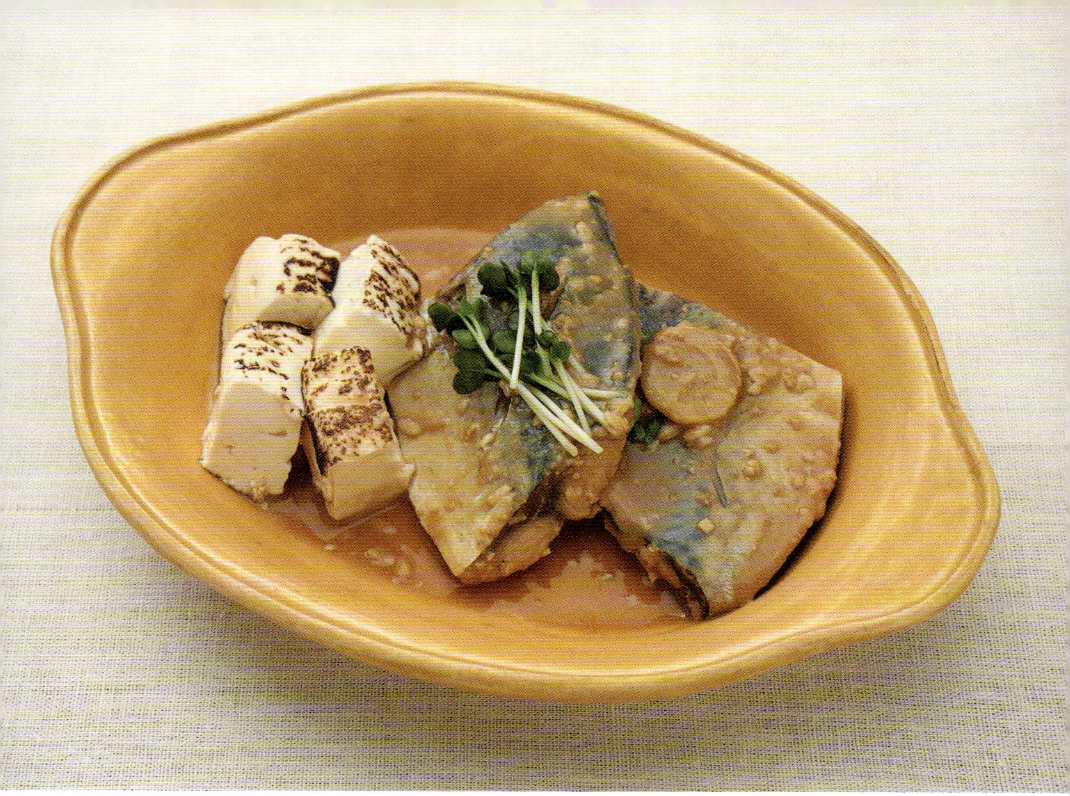

MAIN

さばの味噌煮

材料（1人分）

さば……………2切れ(160g)
焼き豆腐…………1/2丁(150g)
昆布……………10cm四方
しょうが…………1片
水………………カップ1/2
かいわれ大根…適量
※お好みで

合わせ調味料

味噌…………大さじ1
ラカントS液状………小さじ1
しょうゆ…小さじ1/2

作り方

1 さばは皮に切れ目を入れ、両面に軽く塩(分量外)をまぶす
2 しょうがはスライス、焼き豆腐は食べやすい大きさに切る
3 鍋に水、昆布、しょうが、合わせ調味料を入れて、沸騰させる
4 **3**にさばを入れて、5〜10分煮る。焼き豆腐を加えて火を通す
5 器に**4**を盛り、お好みでかいわれ大根をのせる

★ たんぱく質 54.6 g
★ ビタミンB 2.2 mg
★ 鉄 7.0 mg
★ 亜鉛 3.6 mg
★ ビタミンD 6.9 μg

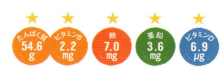

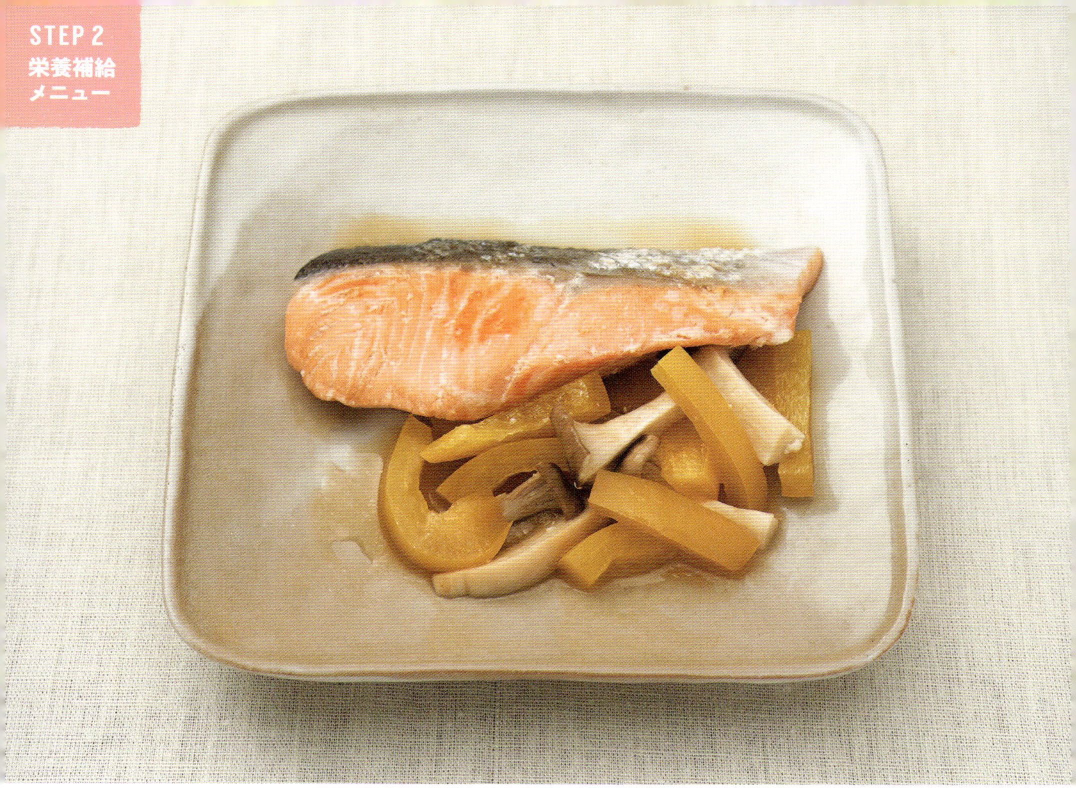

MAIN

鮭のさっぱり蒸し煮

材料（１人分）

生鮭……………1切れ（160g）
エリンギ………1パック（100g）
黄パプリカ…1/4個
レモン汁………大さじ1
しょうゆ………大さじ1
塩・こしょう……………少々

作り方

1 生鮭に軽く塩を振っておく（分量外）
2 エリンギは縦半分に切って４等分、黄パプリカは５㎜幅に切る
3 フライパンに水を大さじ２（分量外）を入れ、クッキングシートかアルミホイルをしき（水が入らないように）、1、2、調味料を入れ、ふたをして中火にかける
4 ５分ほどで、鮭を裏返しにする。ふたをしてさらに10分蒸し煮する

★たんぱく質	★ビタミンB	鉄	亜鉛	★ビタミンD
44.8 g	3.0 mg	2.4 mg	2.4 mg	53.0 μg

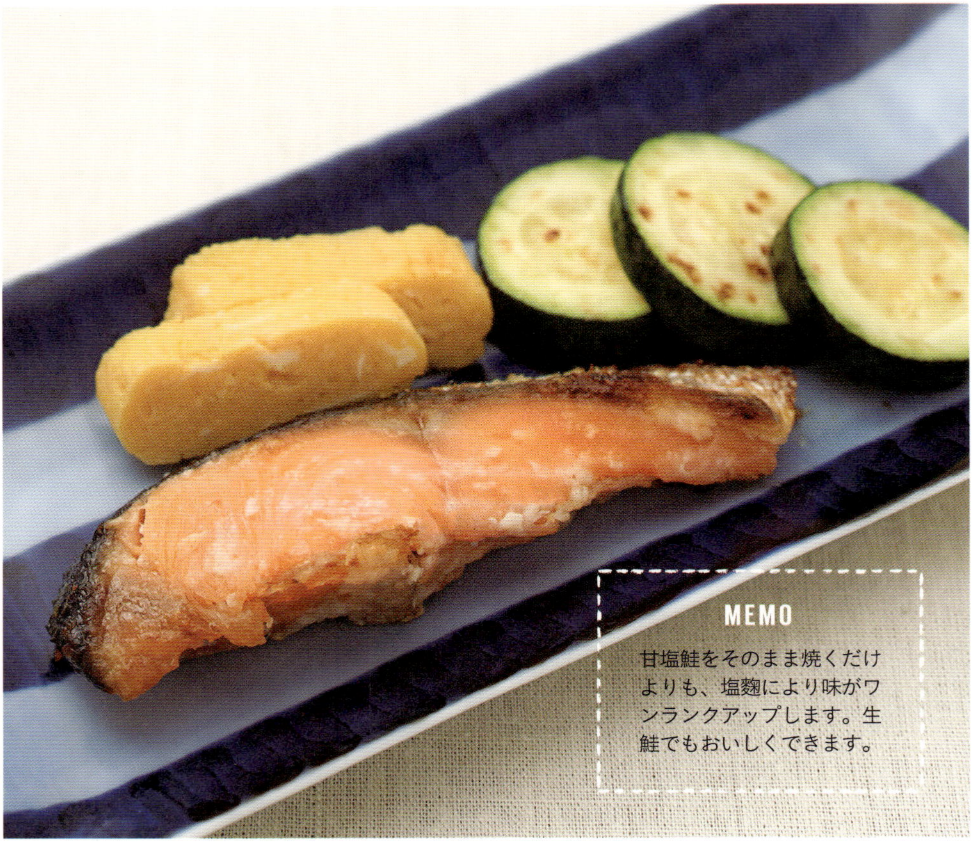

MEMO

甘塩鮭をそのまま焼くだけよりも、塩麹により味がワンランクアップします。生鮭でもおいしくできます。

MAIN

鮭の塩麹焼き

材料（１人分）

甘塩鮭……………1切れ(160g)
塩麹…………………小さじ1
　※塩麹の塩分濃度によって調節
ズッキーニ……1/2本
卵焼き……………２個
　※レシピは52ページ

作り方

1 鮭は塩麹に漬けて、ひと晩置く
2 ズッキーニを５㎜幅の輪切りにする
3 1、2をグリル（トースターでも可）で焼く
4 皿に3をのせ、卵焼きを添える

- ★ たんぱく質 36.2g
- ★ ビタミンB 1.4mg
- 鉄 0.5mg
- 亜鉛 0.7mg
- ★ ビタミンD 36.8μg

MAIN

アクアパッツァ

材料（２人分）

白身魚	4切れ(350g)
あさり	350g
にんにく	1片
玉ねぎ	1/2個
トマト	2～3個
オリーブ油	大さじ1
水	2カップ
塩・こしょう	少々
ハーブ(オレガノなど)	お好みで
パセリ(粗みじん)	適量

作り方

1 あさりは砂抜きする

2 玉ねぎとトマトはざく切り、にんにく、パセリはみじん切りにする

3 鍋にオリーブ油を入れて中火で熱し、にんにくを炒める

4 **3**に玉ねぎとトマトを入れ、白身魚、あさり、水を加えて、15分ほど煮込んだら、塩・こしょう、ハーブで味を調える

5 器に**4**を盛り、パセリを散らす

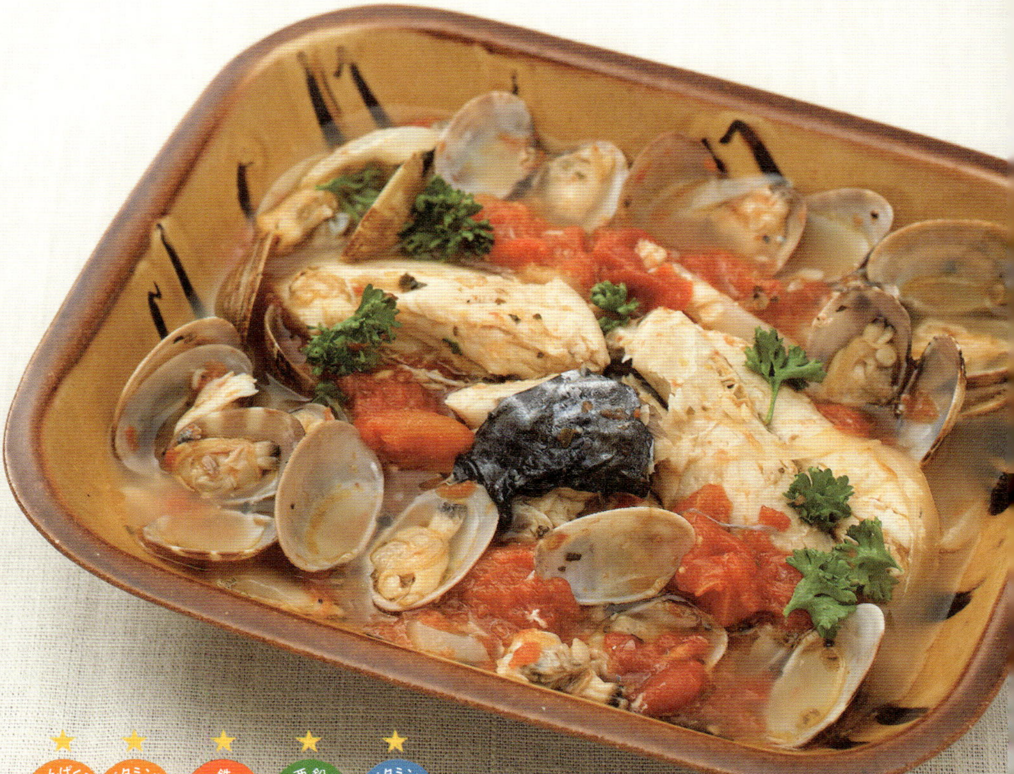

★たんぱく質 47.4g ★ビタミンB 2.5mg ★鉄 8.6mg ★亜鉛 3.9mg ★ビタミンD 12.3μg

MAIN

鮭缶のクリーム煮

MEMO

鮭水煮缶の汁をだしの代わりに使います。うまみが凝縮されているので、野菜までおいしくいただけます。

材料（１人分）

鮭水煮缶…………1缶(190g)
白菜……………………２～３枚
しめじ…………………100g
牛乳……………………カップ1
水………………………カップ1
塩・こしょう…少々

作り方

1 白菜はざく切り、しめじは石づきを切り小房に分ける

2 鍋に鮭缶を汁ごとあけ、水を入れ、白菜、しめじを加えて、中火で10分ほど煮る

3 牛乳を加え、塩・こしょうで味を調える

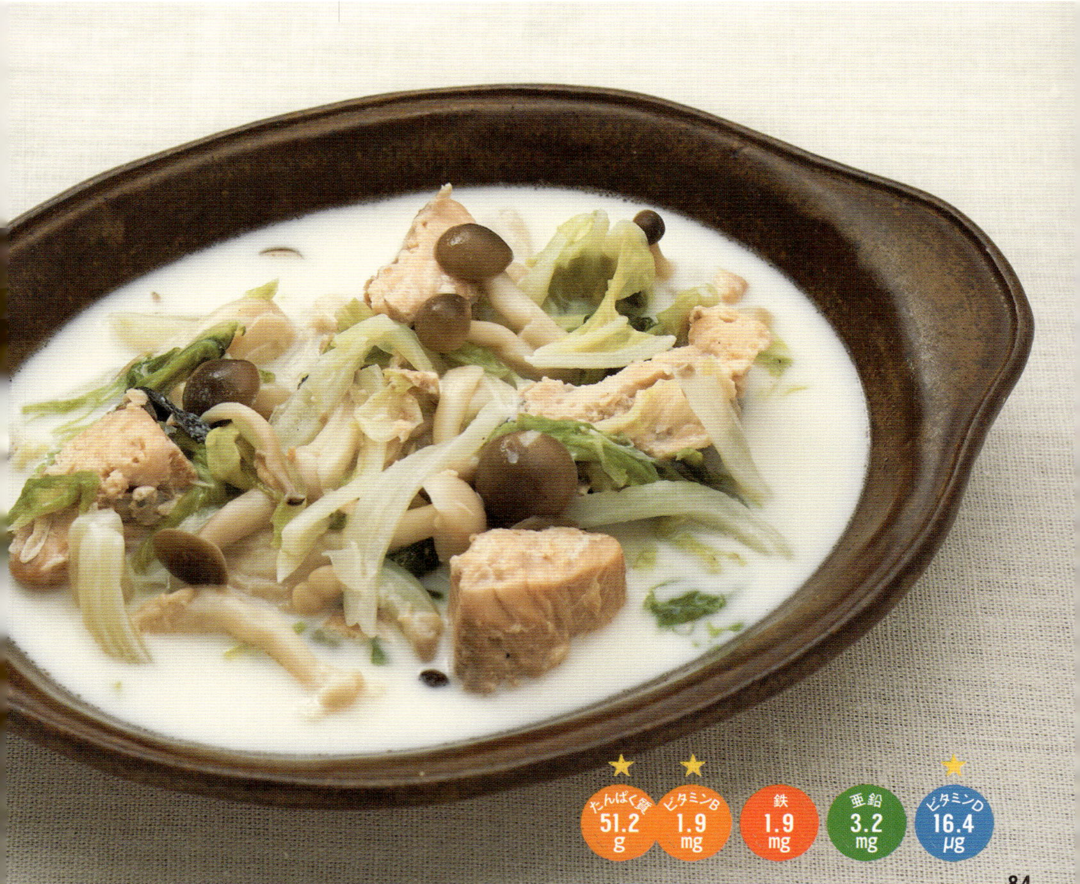

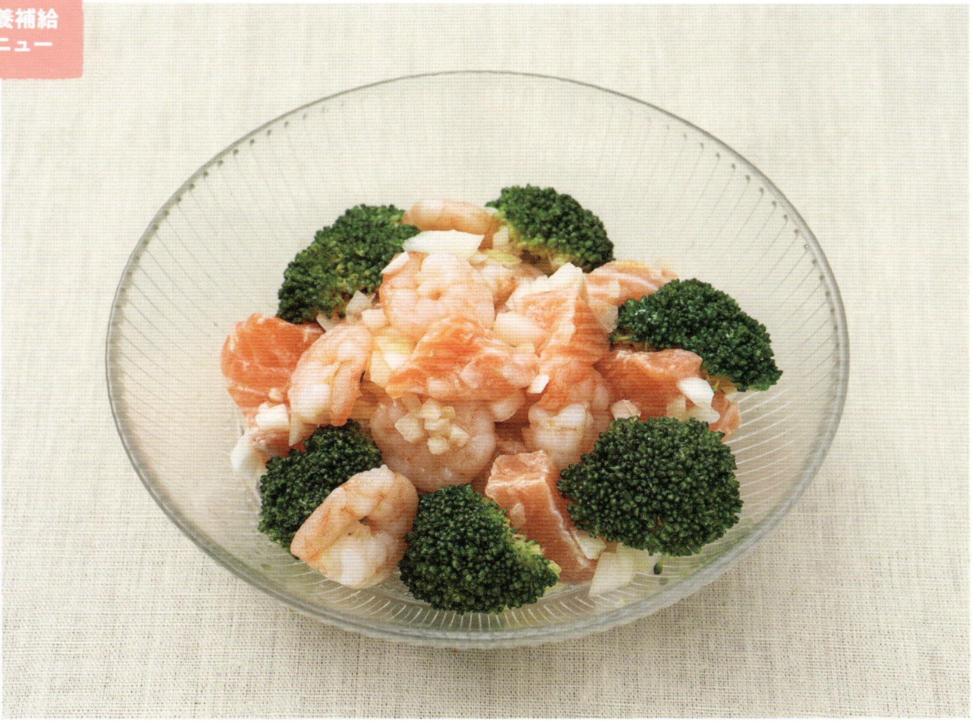

MAIN

えびとサーモンのマリネ

材料（２人分）

ボイルえび……………100g
サーモン（刺身用）…100g
玉ねぎ…………………1/2個
ブロッコリー…………50g

ドレッシング（よく混ぜる）
レモン汁………………大さじ1
オリーブ油……………大さじ2
塩………………………小さじ1/2

作り方

1 玉ねぎは大きめのみじん切りにして、ドレッシングとあえる

2 ブロッコリーは根元を切り落とし小房に分け、鍋にブロッコリーがすべて浸かるほどの水（分量外）を入れ、塩を少々加えて沸騰させる。ブロッコリーを入れて３分ほどゆで、ざるに上げる（レンジ可）

3 サーモンをサイコロ状に切る

4 ボイルえび、**1**、**2**、**3**を混ぜ合わせる

★たんぱく質 22.0 g
ビタミンB 0.8 mg
鉄 1.2 mg
亜鉛 1.1 mg
★ビタミンD 5.0 μg

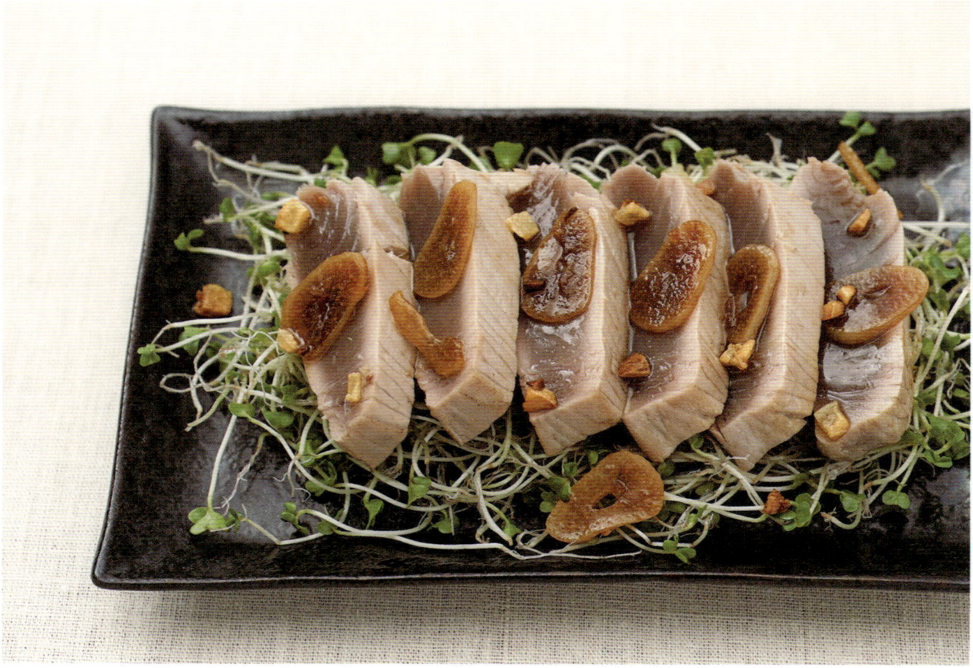

MAIN

かつおのガーリックソテー

材料（１人分）

かつお刺身用のサク	100gくらい
ブロッコリースプラウト	1パック
にんにく	2片
オリーブ油	大さじ1
しょうゆ	大さじ1

MEMO

かつおを生で食べるよりも、表面を軽くソテーすることで味が濃くなります。にんにくとの相性も抜群で、たくさん食べられます。

作り方

1 にんにくは1片をみじん切り、もう1片を薄切りにする

2 フライパンにオリーブ油を入れて弱火で熱し、にんにくを炒める

3 **2** にかつおを入れ、表面だけ焼いて（タタキのようにレアにする）取り出し、1cm幅に切る。フライパンにしょうゆを加えて熱し、ガーリックソースを作る

4 皿にブロッコリースプラウトをしき、かつおをのせ、**3** をかける

★たんぱく質 26.8g　★ビタミンB 1.3mg　鉄 2.3mg　亜鉛 1.1mg　★ビタミンD 9.0μg

メニュー

MAIN

トマトとブロッコリーの長芋グラタン

材料（1人分）

- 長芋……………………100g
- ブロッコリー…………50g
- プチトマト……………5個くらい
- とろけるチーズ……3/4カップ（50g）
- 卵………………………1個
- しょうゆ………………小さじ1

作り方

1. ブロッコリーは小房に切り分け、鍋にブロッコリーがすべて浸かるほどの水（分量外）を入れ、塩を少々加えて沸騰させる。ブロッコリーを入れて3分ほどゆで、ざるに上げる（レンジ可）
2. 長芋の皮をむいてすりおろし、卵を入れて、よく混ぜ合わせる
3. グラタン容器（耐熱皿）にブロッコリー、プチトマトを並べて、**2**を流し入れ、チーズを振りかける
4. 200度に予熱しておいたオーブンで（トースター可）5〜10分焼く

|---|---|---|---|---|

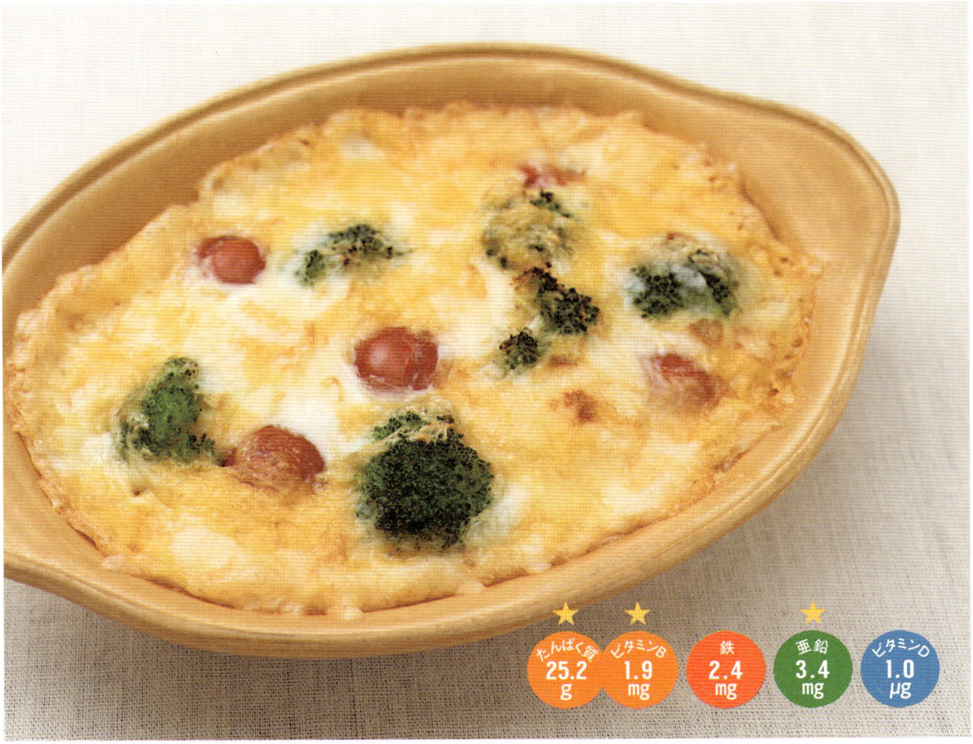

SIDE

ピーマンとツナのごまサラダ

材料（１人分）

ツナ缶……………… I 缶(I40g)
ピーマン…………５個
赤パプリカ………I/4個
白ごま………………大さじ I
ごま油………………大さじ I
しょうゆ…………大さじ I

作り方

1 ピーマンは縦半分に切ってせん切り、赤パプリカも同様にせん切りにし、電子レンジ対応のふた付き容器に入れて、２分加熱する

2 **1**、汁気を切ったツナ、白ごま、ごま油、しょうゆを混ぜ合わせる

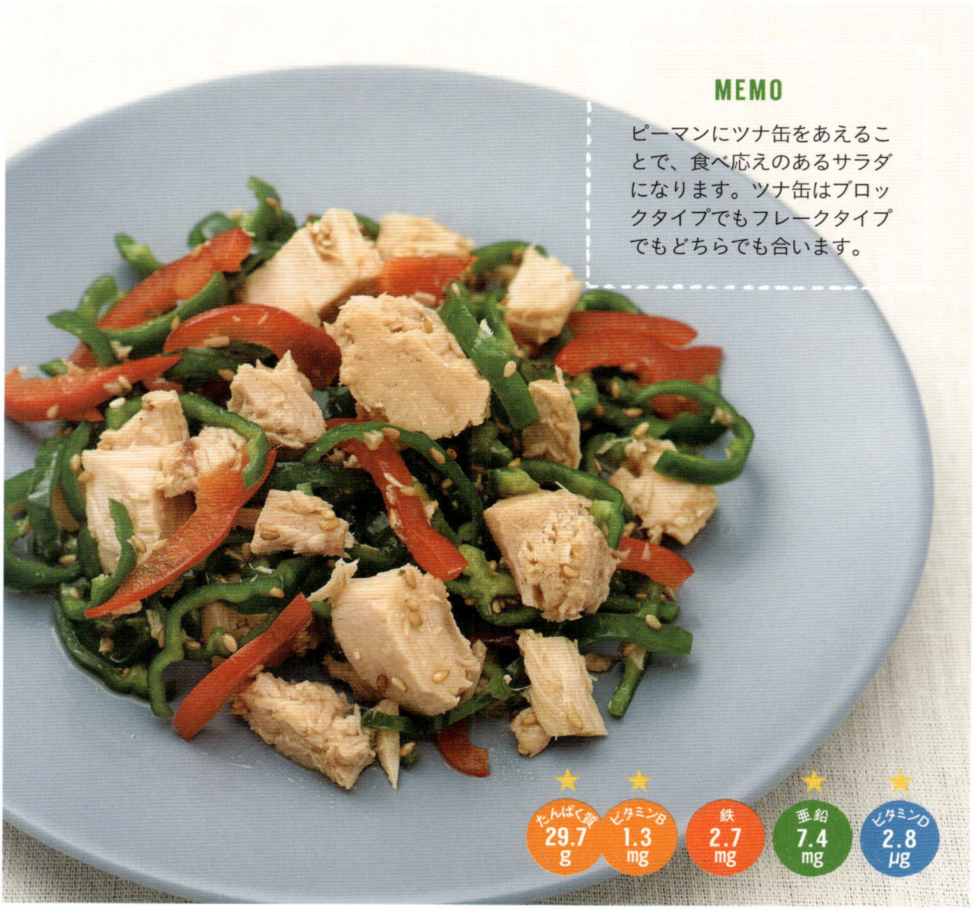
たんぱく質
29.7
g
ビタミンB
1.3
mg
鉄
2.7
mg
亜鉛
7.4
mg
ビタミンD
2.8
μg

MEMO

ピーマンにツナ缶をあえることで、食べ応えのあるサラダになります。ツナ缶はブロックタイプでもフレークタイプでもどちらでも合います。

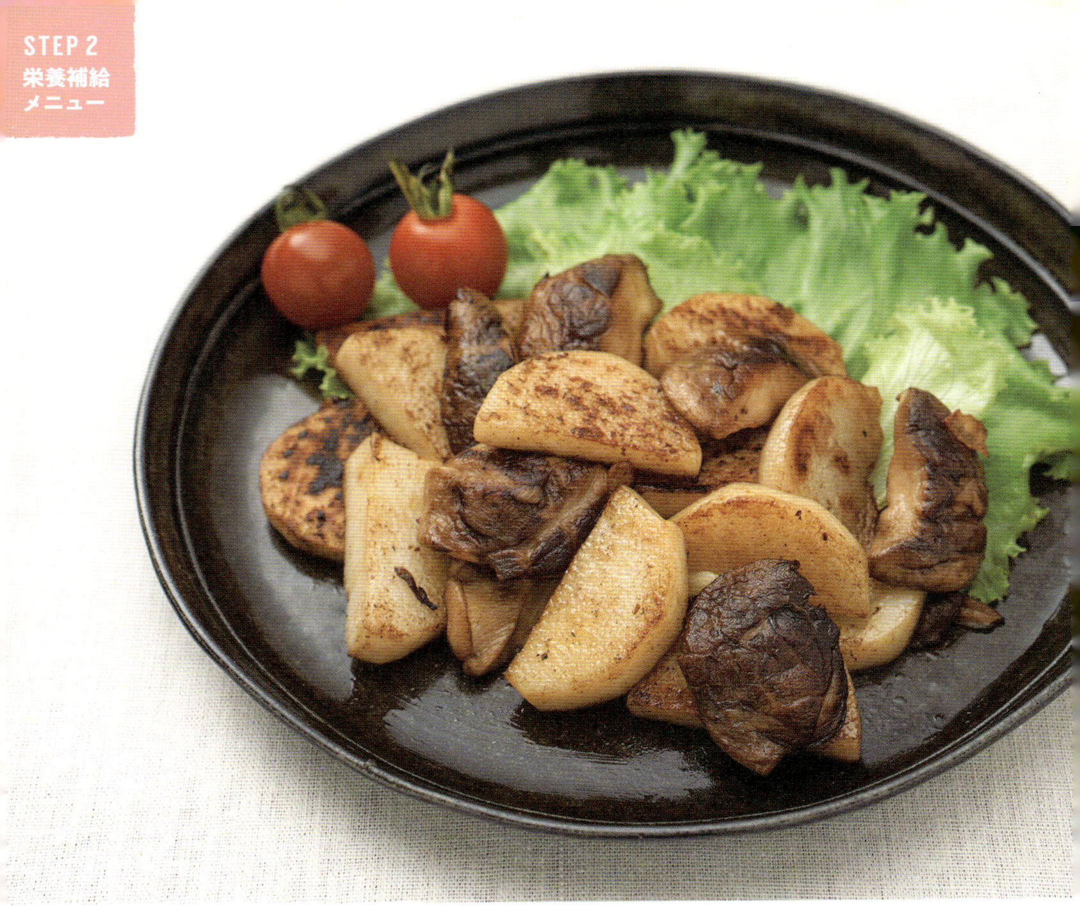

SIDE

長芋としいたけのバターソテー

材料（１人分）

長芋…………100g
しいたけ…5～6枚
バター………大さじ1
しょうゆ…小さじ2

作り方

1 長芋は皮をむいて、1cm幅の輪切りにする
2 しいたけは石づきを切り、半分に切る
3 フライパンにバターを入れて中火で熱し、長芋としいたけを炒め、火が通ったらしょうゆで味を調える

たんぱく質 6.6g
★ビタミンB 1.5mg
鉄 1.1mg
亜鉛 1.1mg
ビタミンD 0.5μg

SIDE

牛肉とあさりの甘辛煮

材料（３人分）

牛こま切れ肉……………200g
あさり水煮缶……………１缶(125～130g)
おろししょうが…………小さじ１
しょうゆ…………………大さじ１
ラカントＳ液状…………大さじ１
万能ねぎ（小口切り）…適量

作り方

1 鍋に牛肉とおろししょうがを入れて、弱火にかける
2 牛肉に火が通ったら、汁を切ったあさり、しょうゆ、ラカントＳを入れて５分ほど煮る
3 器に**2**を盛り、万能ねぎを散らす

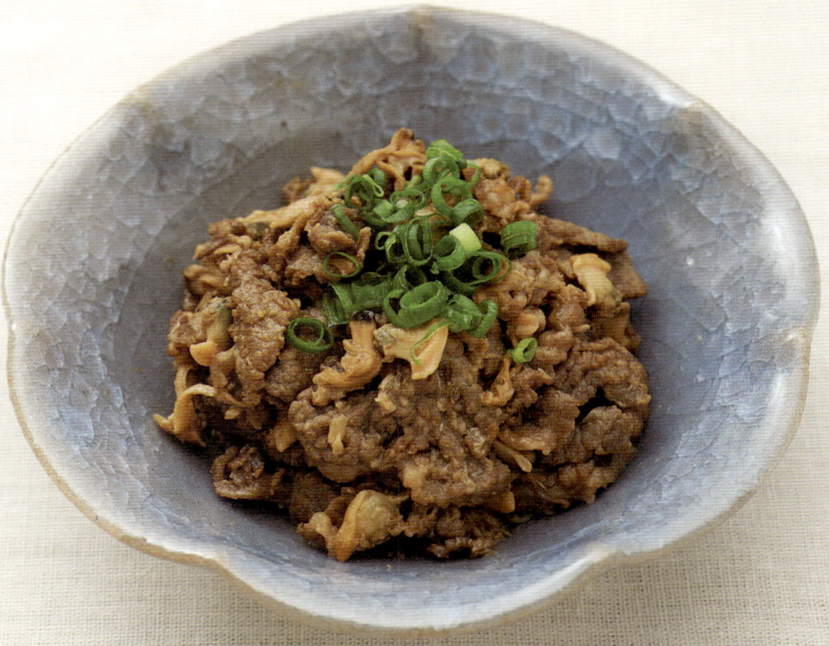

★ たんぱく質 20.3 g
ビタミンB 0.5 mg
★ 鉄 11.6 mg
★ 亜鉛 3.7 mg
ビタミンD 0.1 μg

SIDE

まぐろとねぎの煮物

材料（２人分）

まぐろ……………………100g
ねぎ……………………1/2本
しょうゆ………………小さじ２
ラカントＳ液状……小さじ１
水……………………………カップ１/４

作り方

1 まぐろ、ねぎをぶつ切りにする
2 鍋に1、しょうゆ、ラカントＳ、水を入れて弱火にかけ、まぐろに火が通るまで８分ほど煮る

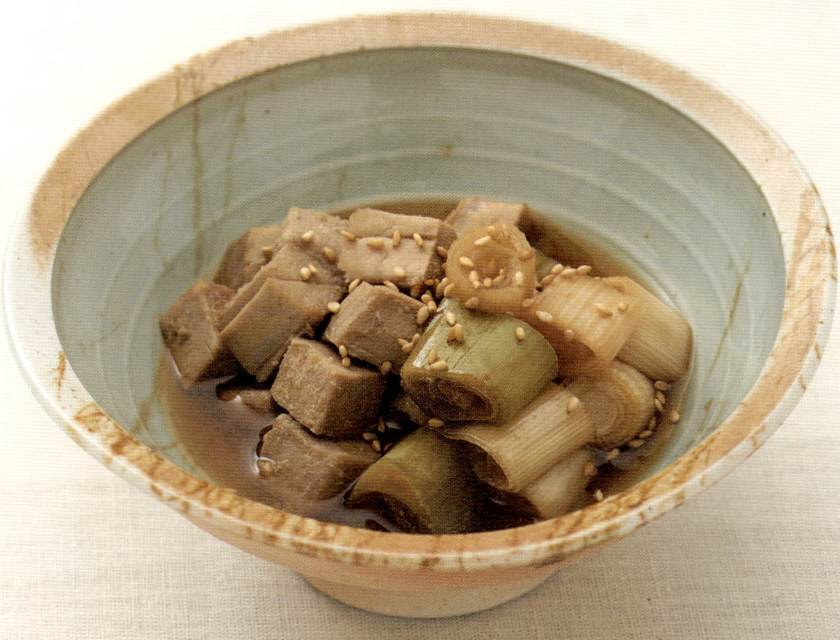

たんぱく質 13.6 g
ビタミンB 0.6 mg
鉄 1.2 mg
亜鉛 0.4 mg
★ ビタミンD 6.0 μg

SIDE

卵のきんちゃく煮

材料（２人分）

油揚げ……………………２枚
卵…………………………４個
おろししょうが…………小さじ１
だし汁……………………カップ２
しょうゆ…………………小さじ２
塩…………………………小さじ1/3
ブロッコリー……………適量
※お好みで

作り方

1 油揚げは半分に切って中を開け、熱湯をかけて油抜きをする
2 **1**に卵を入れて、爪楊枝で口を閉じる。これを４個分作る
3 鍋にだし汁、おろししょうが、しょうゆ、塩、油揚げを入れて中火にかけ、卵が完全に固まるまで15分ほど煮る
4 **2**の爪楊枝を取り除き、半分に切り、器に盛る。お好みでゆでたブロッコリーを添える

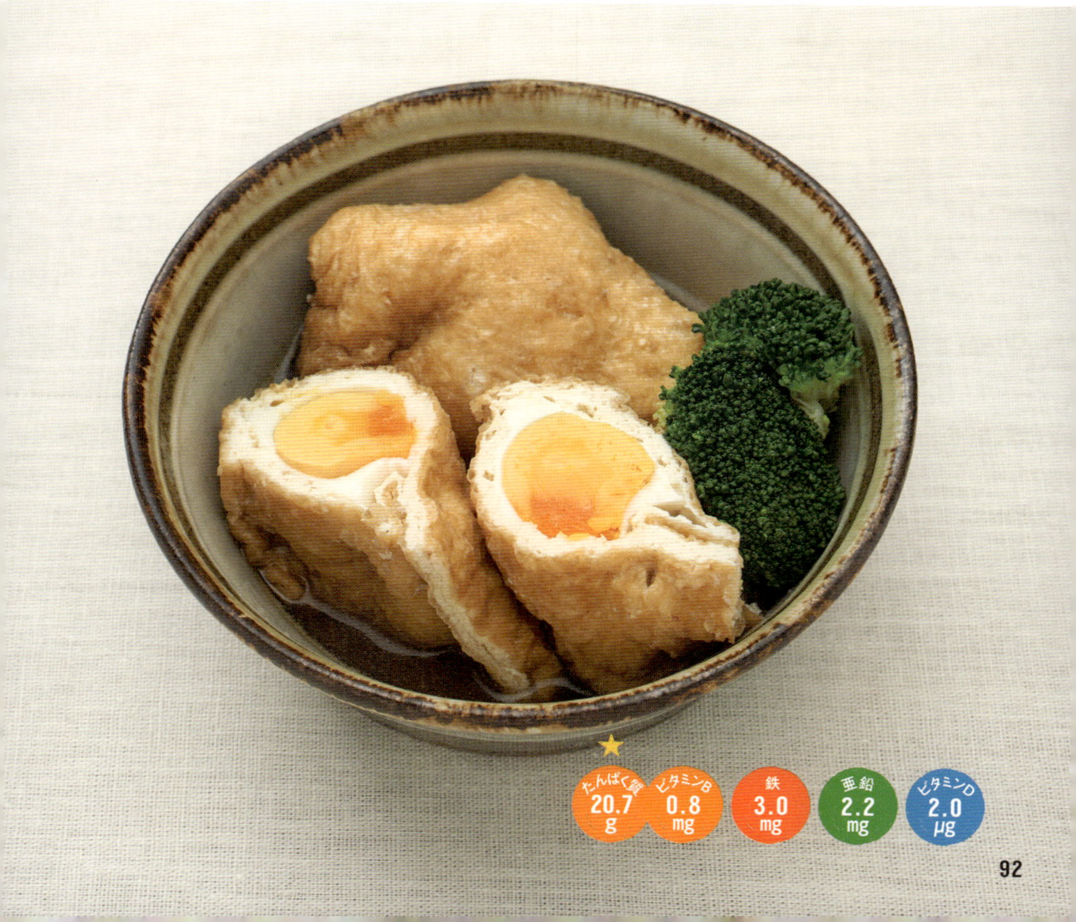

★
たんぱく質 20.7 g
ビタミンB 0.8 mg
鉄 3.0 mg
亜鉛 2.2 mg
ビタミンD 2.0 μg

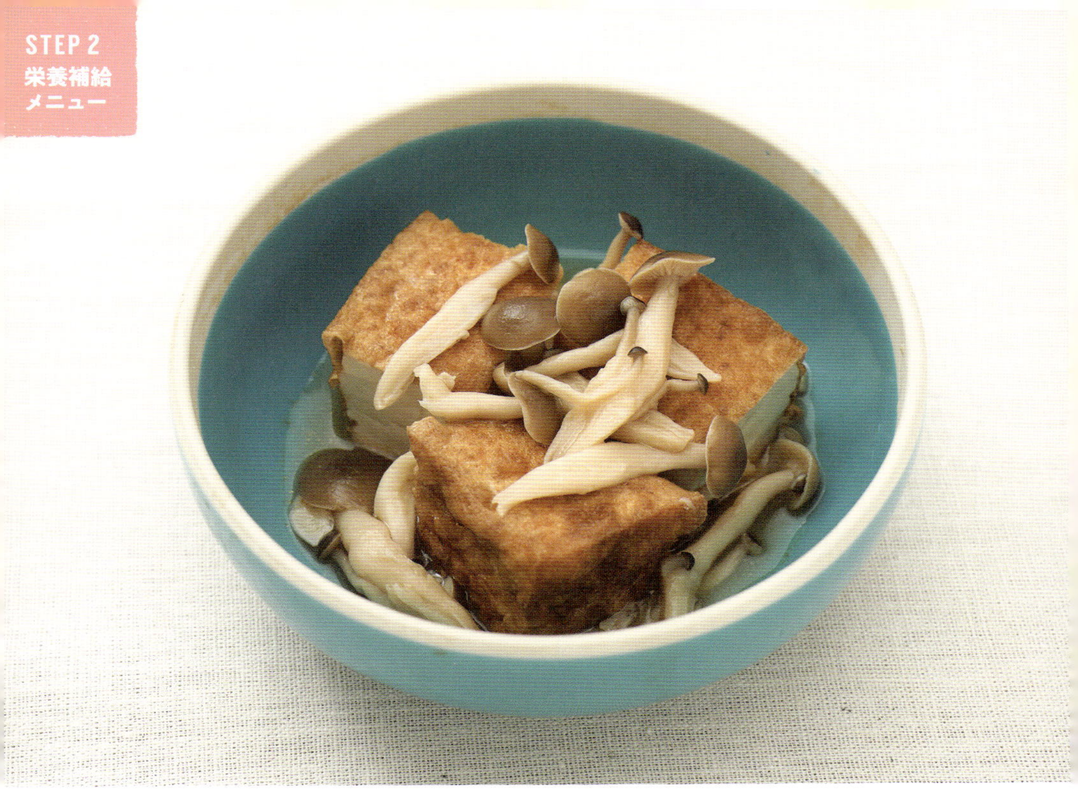

SIDE

厚揚げときのこの煮物

材料（２人分）

厚揚げ……………………1枚
しめじ……………………1パック
だし汁……………………1カップ
しょうゆ…………………小さじ2

MEMO

厚揚げは大豆たんぱく質やカルシウムが豊富に含まれている優れ食材です。日々の食事に積極的に取り入れてください。

作り方

1 厚揚げは熱湯をかけ湯通しをして、4〜6等分、食べやすい大きさに切る
2 しめじは石づきを切り、ほぐす
3 鍋に**1**、**2**、だし汁、しょうゆを入れて、10分ほど煮る

たんぱく質 12.8g
ビタミンB 0.4mg
鉄 2.9mg
亜鉛 1.4mg
ビタミンD 0.3μg

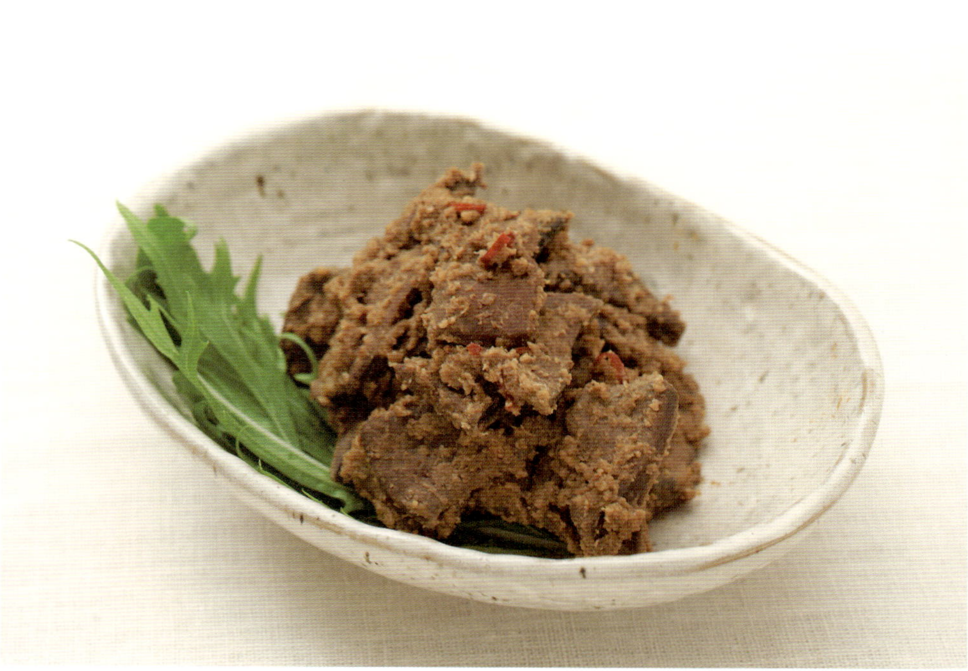

SIDE

レバーのこってり辛味噌炒め

材料（3人分）

豚レバー	250g
唐辛子	1本
白すりごま	大さじ2
おろししょうが	小さじ1
おろしにんにく	小さじ1
味噌	大さじ2
ごま油	大さじ1
しょうゆ	小さじ1
ラカントS液状	大さじ1

作り方

1 豚レバーはひと口大に切ってよく洗い、おろししょうが、おろしにんにくに漬けて20分ほど置く

2 フライパンにごま油を入れて弱火で熱し、小さく切った唐辛子を炒める

3 レバーを加えて火が通るまで炒め、味噌、ラカントS、白すりごまを加え、軽く炒める

MEMO

この料理は冷蔵庫で1週間ほど日持ちがしますので、多めに作れば常備菜にできます。レバーは下処理が必要ですが、それほど大変なものではありません。鉄分が断トツに多いので、ぜひレパートリーに加えてください。

★たんぱく質 19.9g
★ビタミンB 3.9mg
★鉄 11.9mg
★亜鉛 6.2mg
ビタミンD 1.1μg

SOUP

豚ばら肉のアジアン春雨スープ

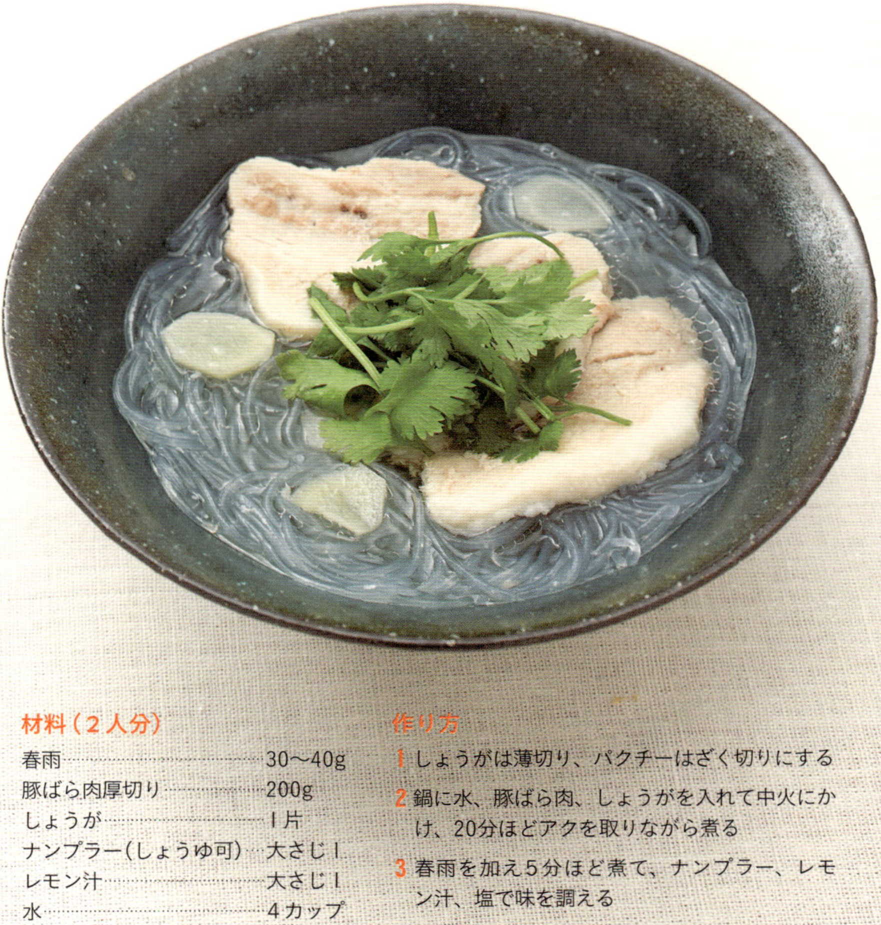

材料（２人分）

春雨	30〜40g
豚ばら肉厚切り	200g
しょうが	１片
ナンプラー（しょうゆ可）	大さじ１
レモン汁	大さじ１
水	４カップ
塩	小さじ１
パクチー	20g

作り方

1 しょうがは薄切り、パクチーはざく切りにする
2 鍋に水、豚ばら肉、しょうがを入れて中火にかけ、20分ほどアクを取りながら煮る
3 春雨を加え５分ほど煮て、ナンプラー、レモン汁、塩で味を調える
4 器に**3**を盛り、パクチーを飾る

たんぱく質 15.6 g
ビタミンB 0.9 mg
鉄 0.8 mg
亜鉛 1.9 mg

SOUP

鶏のミネストローネ

★ たんぱく質 31.1g
★ ビタミンB 1.5mg
★ 鉄 3.7mg
★ 亜鉛 3.4mg

材料（２人分）

鶏もも肉……1枚
セロリ……100g
ズッキーニ……1本
にんじん……中1本
ゆで大豆……100g
トマト缶……1缶
にんにく……1片
野菜ブイヨン……1個
オリーブ油……大さじ1
水……2カップ
塩・こしょう……少々
ハーブ(オレガノなど)……少々
粉チーズ……適量

作り方

1 セロリ、ズッキーニ、にんじんは一辺1cmの角切りにし、にんにくはみじん切りにする。鶏肉はひと口大に切る

2 鍋にオリーブ油を入れて中火で熱し、にんにくを軽く炒め、鶏肉を加え炒める

3 鶏もも肉の表面に焼き色がついたら、セロリ、ズッキーニ、にんじん、ゆで大豆を入れて軽く炒める

4 水、野菜ブイヨン、トマト缶を加えて、弱火で30分ほど煮込み、塩・こしょう、ハーブで味を調える

5 器に**4**を入れ、粉チーズを振りかける

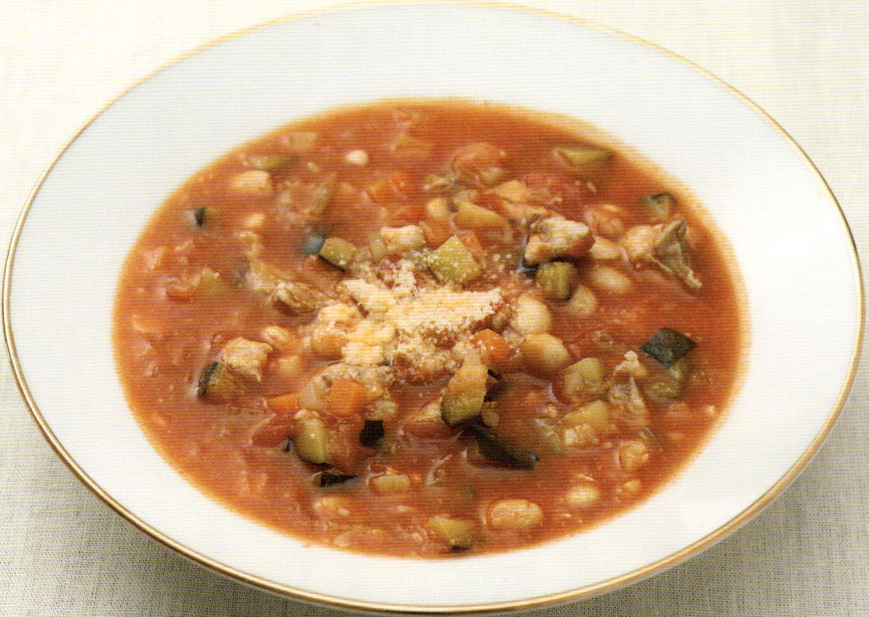

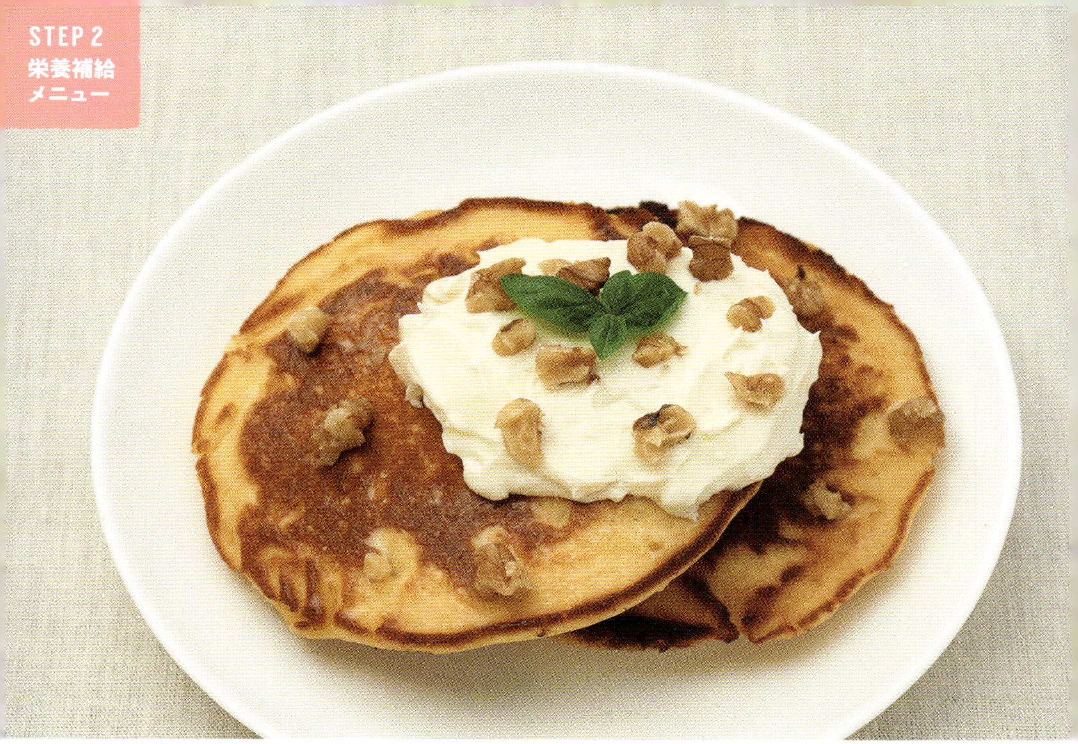

SWEETS

おからのホットケーキ

材料（1人分）

おからパウダー……………30g
小麦粉…………………………30g
ベーキングパウダー……小さじ1
卵…………………………………1個
無調整豆乳……………………1/2カップ
バター……………………………大さじ1
ラカントS液状…………大さじ3
くるみ（砕く）………………3～4粒

クリーム（混ぜ合わせる）

クリームチーズ…………大さじ3
ラカントS液状…………大さじ1

作り方

1 おからパウダー、小麦粉、ベーキングパウダーをよく混ぜ合わせる
2 卵を溶いて、豆乳を入れて混ぜ、**1**を加え混ぜ合わせる
3 フライパンにバターを入れて弱火で熱し、**2**の半分の量を入れる
4 底の面が焼けたら返して、もう片面も焼き色がつくまで焼く。**2**の残りも同様に焼く
5 皿に**4**を2枚のせ、クリームをかけ、くるみを散らす

★ たんぱく質 25.5g
ビタミンB 1.0mg
★ 鉄 4.3mg
亜鉛 2.5mg
★ ビタミンD 1.2μg

STEP 3

続けてみよう！ 1週間脱うつメニュープラン

この本のレシピをいくつか作ることができたら、１週間分脱うつレシピにトライしてみましょう。どのタイプのうつにも対応できるオールマイティなメニュー案を考えてみました。３食が難しい場合は１日１食分でもいいですし、自由に好きなメニューを組み合わせてOKです。

1日目

気負わずに始めてみよう！

１日目は簡単にできる栄養価の高いメニューです。朝にしっかりたんぱく質をとると、１日を元気に過ごすことができます。

朝の食事が大切！
簡単なのにしっかりたんぱく質補給

BREAKFAST
朝

たまチートースト

レシピ⇒ 66ページ

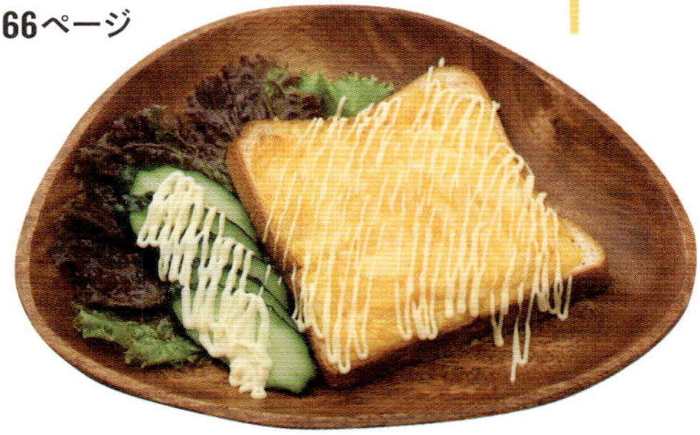

たんぱく質 24.5 g
ビタミンB 0.6 mg
鉄 1.6 mg
亜鉛 2.9 mg
ビタミンD 1.1 μg

ピーマンとツナのごまサラダ

レシピ⇒ 88ページ

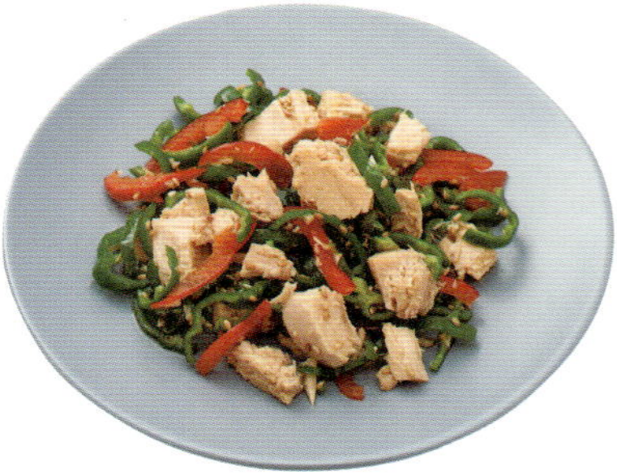

たんぱく質 29.7 g
ビタミンB 1.3 mg
鉄 2.7 mg
亜鉛 7.4 mg
ビタミンD 2.8 μg

ブルーベリーラッシー

レシピ⇒ 57ページ

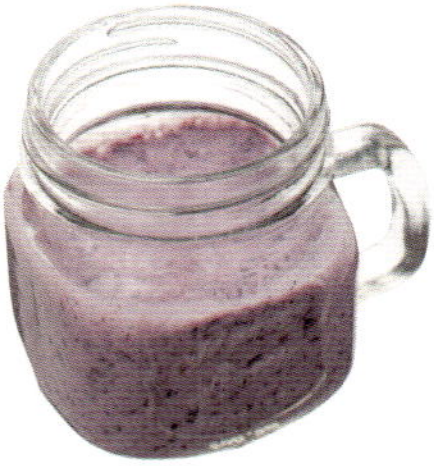

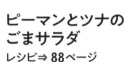

たんぱく質 4.0 g
ビタミンB 0.3 mg
鉄 0.1 mg
亜鉛 0.5 mg

LUNCH

昼

しょうが焼きは
冷めてもおいしいので
お弁当にしても

豚のしょうが焼きごはん

レシピ⇒ 61ページ

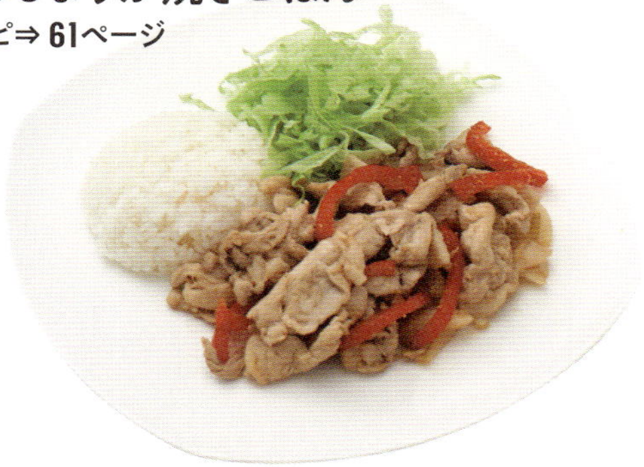

たんぱく質 45.8 g / ビタミンB 3.4 mg / 鉄 2.2 mg / 亜鉛 4.9 mg / ビタミンD 0.2 μg

豆腐と卵のふわふわ汁

レシピ⇒ 56ページ

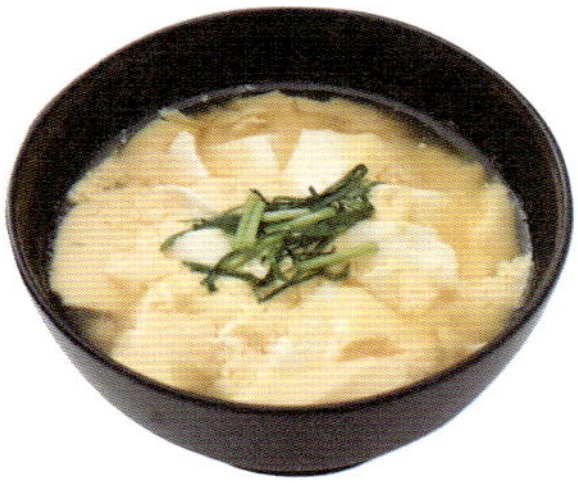

たんぱく質 7.7 g / ビタミンB 0.4 mg / 鉄 1.2 mg / 亜鉛 0.9 mg / ビタミンD 0.5 μg

DINNER

夜

サーモンとしいたけで
不足しがちな
ビタミンDがとれます

えびとサーモンのマリネ

レシピ⇒ 85ページ

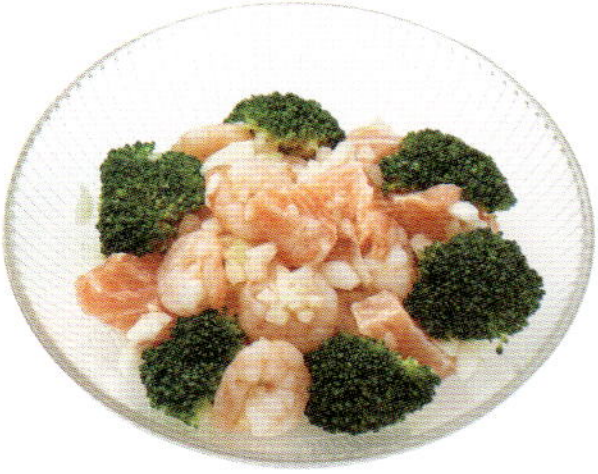

たんぱく質 22.0 g / ビタミンB 0.8 mg / 鉄 1.2 mg / 亜鉛 1.1 mg / ビタミンD 5.0 μg

鶏のゆずこしょう鍋

レシピ⇒ 75ページ

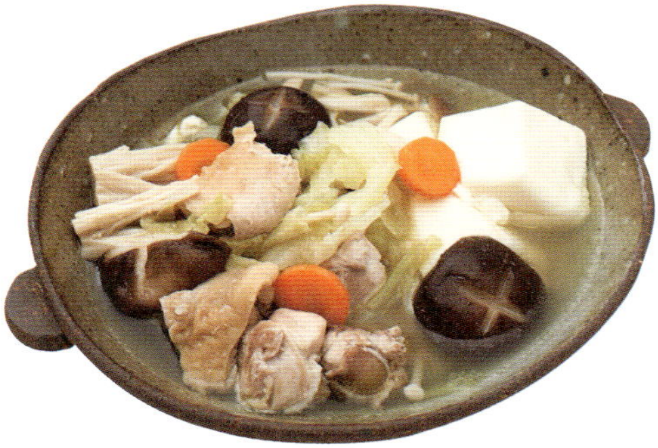

たんぱく質 61.2 g / ビタミンB 2.2 mg / 鉄 3.9 mg / 亜鉛 6.0 mg / ビタミンD 1.6 μg

2日目

バリエーションを楽しもう！

２日目はレバーに挑戦です。苦手な人が多いかもしれませんが、自分で作ると予想外においしくできます。鉄分が桁違いに多く含まれていますので、ぜひ食べ慣れてほしいものです。

朝 BREAKFAST

煎り大豆の香ばしさが食欲をそそります

いわし水煮缶のオムレツ

レシピ⇒ 47ページ

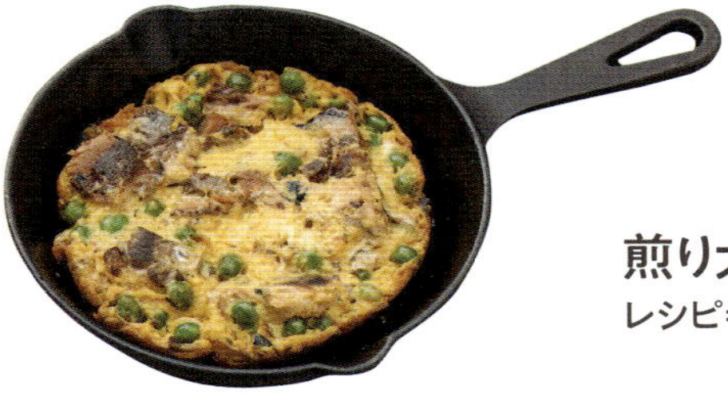

たんぱく質 52.9g　ビタミンB 1.8mg　鉄 6.1mg　亜鉛 4.3mg　ビタミンD 27.5μg

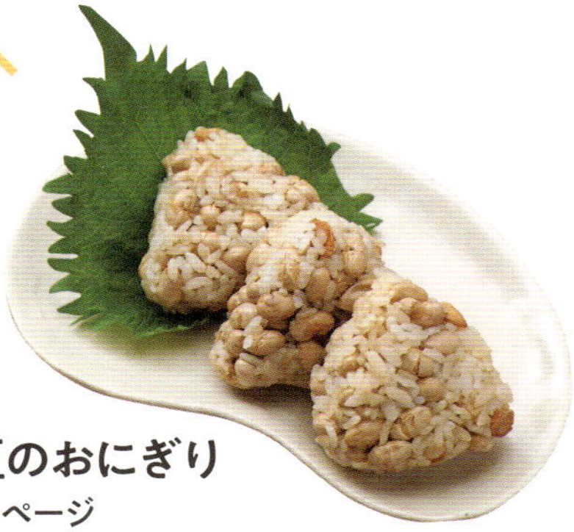

煎り大豆のおにぎり

レシピ⇒ 46ページ

たんぱく質 21.8g　ビタミンB 0.5mg　鉄 4.0mg　亜鉛 2.8mg

昼 LUNCH

胃の消化活動が活発な昼には、肉がおすすめ

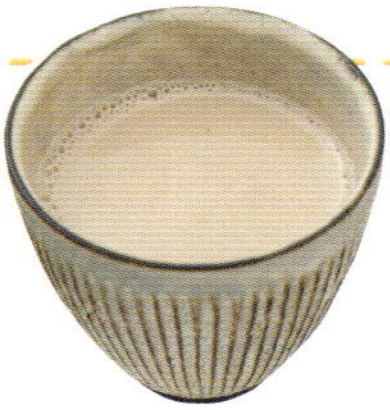

ホットソイチャイ

レシピ⇒ 58ページ

たんぱく質 3.6g　ビタミンB 0.1mg　鉄 1.2mg　亜鉛 0.3mg

コロコロステーキごはん

レシピ⇒ 60ページ

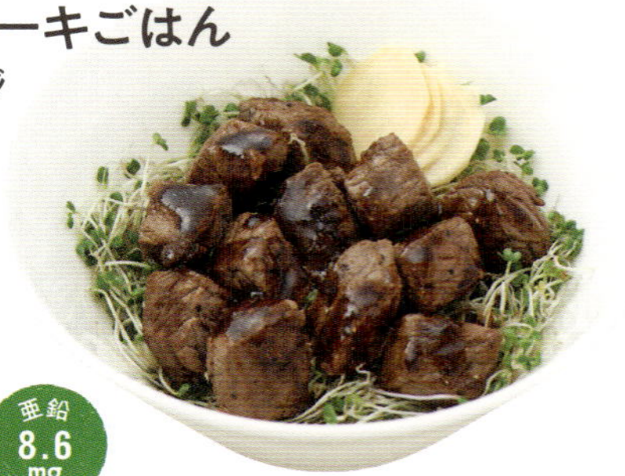

たんぱく質 43.5g　ビタミンB 1.6mg　鉄 5.2mg　亜鉛 8.6mg

DINNER
夜

どのタイプにうつにも
パーフェクトな献立です。
主食をとる場合はその量を半分に

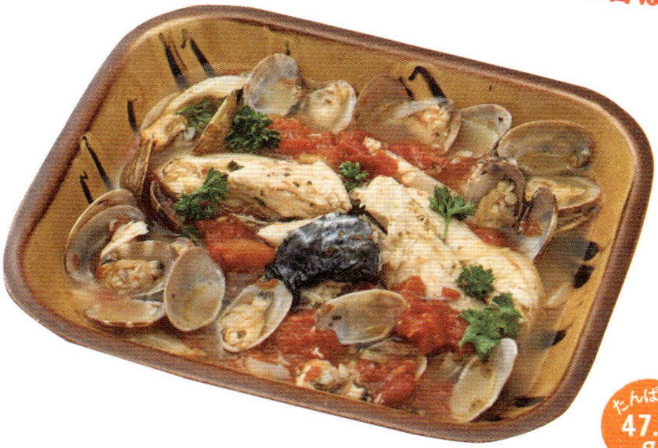

アクアパッツァ

レシピ⇒ 83ページ

たんぱく質 47.4g　ビタミンB 2.5mg　鉄 8.6mg　亜鉛 3.9mg　ビタミンD 12.3μg

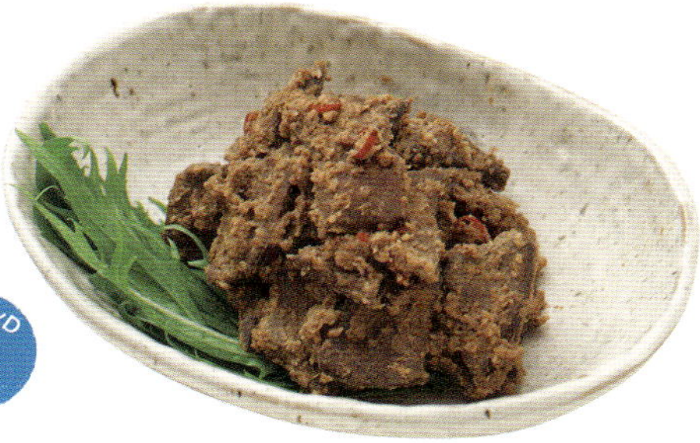

レバーの
こってり辛味噌炒め

レシピ⇒ 94ページ

たんぱく質 19.9g　ビタミンB 3.9mg　鉄 11.9mg　亜鉛 6.2mg　ビタミンD 1.1μg

発達障害の子どもの食事について

発達障害の子どもは、こだわりや感覚過敏などの特性から、偏食の傾向があります。「白いごはんしか食べない」「同じメーカーのものしか食べない」「臭いに敏感で外食ができない」原因はさまざまです。親からすれば「こんなことで？」と見過ごしがちな理由が、本人にとっては食べることのできない重要な要因となっている場合が多いのです。本人が困っていることを一つ一つ受け止めていくと、理解する糸口となります。

3日目

体の調子を確かめて！

食べたくないのに無理やり食べることはありませんが、なるべく食事をとる時間帯は同じにするようにしましょう。体の消化・吸収・排泄のサイクルが整ってきます。

朝 BREAKFAST

納豆にチーズとキムチを混ぜるだけ！忙しい朝のお助けごはん

キムチーズ納豆ごはん

レシピ⇒ 45ページ

たんぱく質	ビタミンB	鉄	亜鉛	ビタミンD
24.6 g	1.0 mg	3.1 mg	3.8 mg	1.2 μg

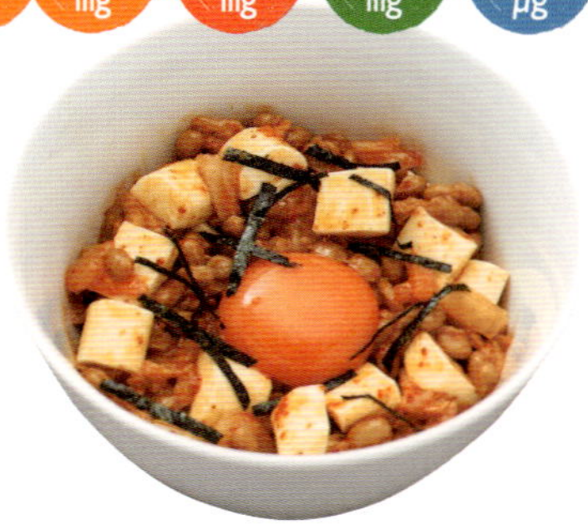

豆腐と卵のふわふわ汁

レシピ⇒ 56ページ

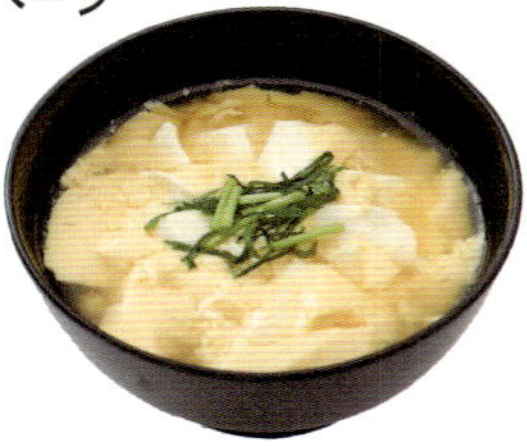

たんぱく質	ビタミンB	鉄	亜鉛	ビタミンD
7.7 g	0.4 mg	1.2 mg	0.9 mg	0.5 μg

昼 LUNCH

おからサラダチキンはパンとの相性抜群！ドリンクでごまの栄養もとれます

おからチキンサンド

レシピ⇒ 74ページ

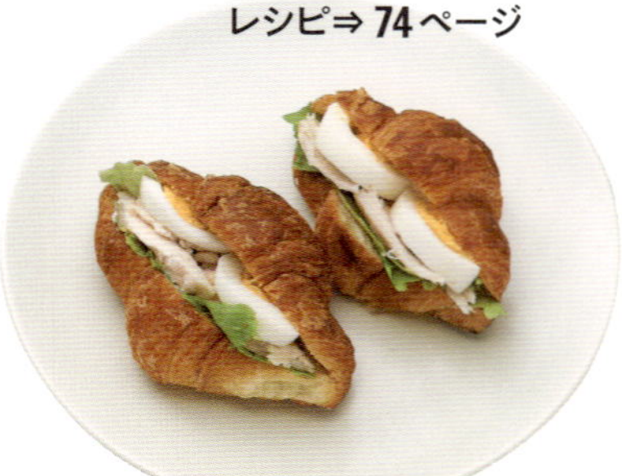

たんぱく質	ビタミンB	鉄	亜鉛	ビタミンD
24.4 g	4.0 mg	1.6 mg	1.4 mg	1.2 μg

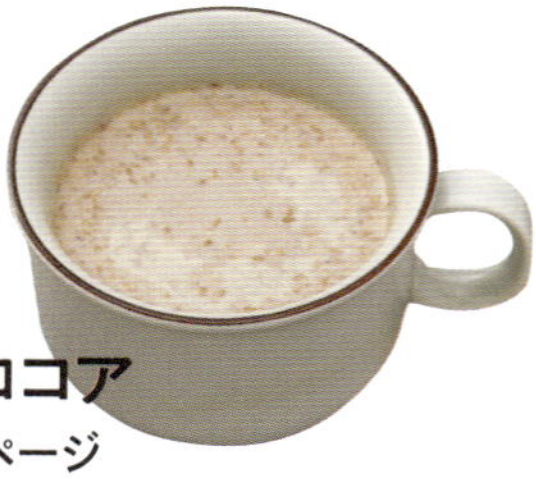

ホット ソイごまココア

レシピ⇒ 58ページ

たんぱく質	ビタミンB	鉄	亜鉛
10.6 g	0.5 mg	4.1 mg	1.6 mg

DINNER

夜は1品だけよりも
汁ものや副菜もとって
バラエティ豊かに

夜

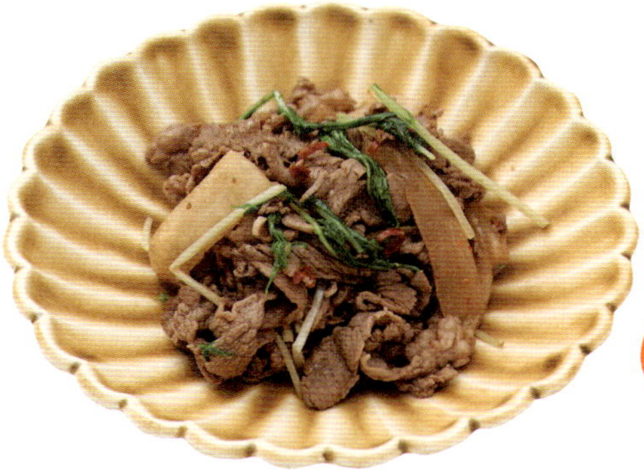

牛肉と大根の
ピリ辛しょうゆ炒め

レシピ⇒ 68ページ

たんぱく質 40.5 g / ビタミンB 1.6 mg / 鉄 5.2 mg / 亜鉛 7.9 mg / ビタミンD 0.4 μg

まぐろとねぎの煮物

レシピ⇒ 91ページ

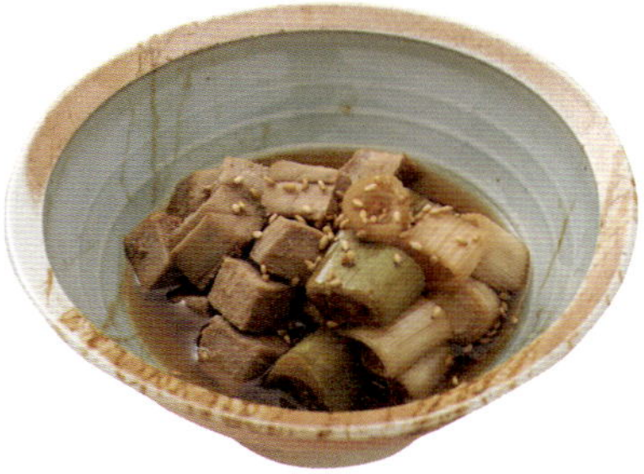

たんぱく質 13.6 g / ビタミンB 0.6 mg / 鉄 1.2 mg / 亜鉛 0.4 mg / ビタミンD 6.0 μg

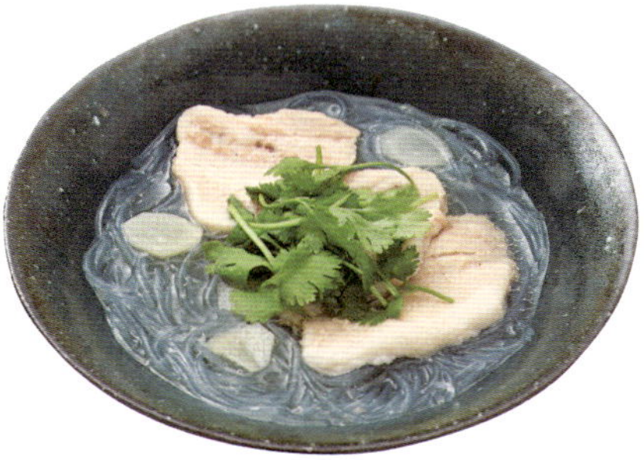

豚ばら肉の
アジアン春雨スープ

レシピ⇒ 95ページ

たんぱく質 15.6 g / ビタミンB 0.9 mg / 鉄 0.8 mg / 亜鉛 1.9 mg

食事を作るのがおっくうなときは

体調が悪いと、食事を作ることも大変な作業になってきます。最近は、スーパーなどのネット注文、宅配弁当、宅配食材など、家から出なくても届けてくれるサービスが充実しています。一人で抱え込まずに、できる範囲で食事を用意するのがいいですね。やる気が少しでも出てきたら本誌のSTEP I 簡単メニューから作ってはいかがでしょう。調理ばさみや電子レンジでできる簡単料理もありますので、気負わずに始めて。

4日目

**無理をしない
ことが大切**

４日目は、少し難易度の高い黒酢の酢豚に挑戦してみましょう。揚げたあと、炒める工程がありますが、そのぶんおいしさも格別。料理に自信もついてきます。

朝 BREAKFAST

1日の始動に、脳の働きを助けるビタミンDが豊富な鮭を。ごはんは半分に

豆腐と卵のふわふわ汁
レシピ⇒ 56ページ

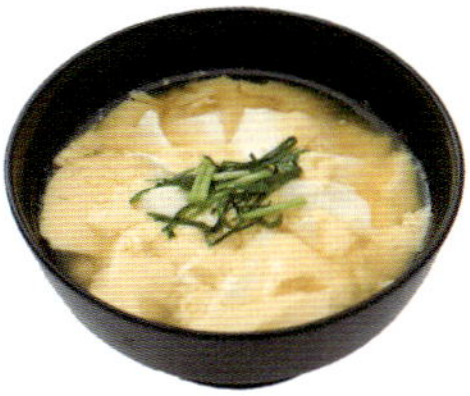

たんぱく質	ビタミンB	鉄	亜鉛	ビタミンD
7.7 g	0.4 mg	1.2 mg	0.9 mg	0.5 µg

鮭の塩麹焼き
レシピ⇒ 82ページ

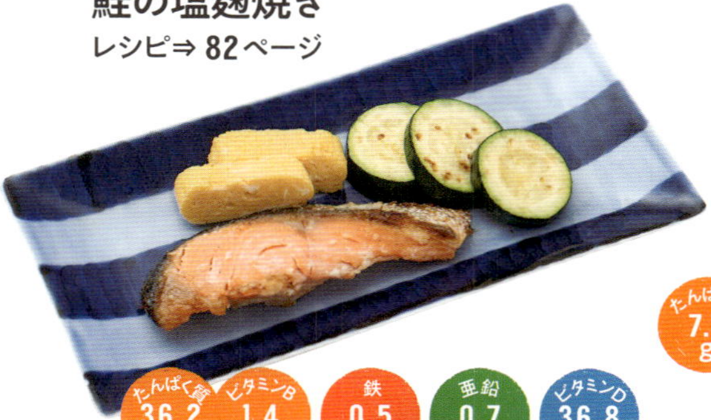

たんぱく質	ビタミンB	鉄	亜鉛	ビタミンD
36.2 g	1.4 mg	0.5 mg	0.7 mg	36.8 µg

昼 LUNCH

亜鉛たっぷりの豚ひき肉のカレー。アンチエイジングにも効果的

ブルーベリーラッシー
レシピ⇒ 57ページ

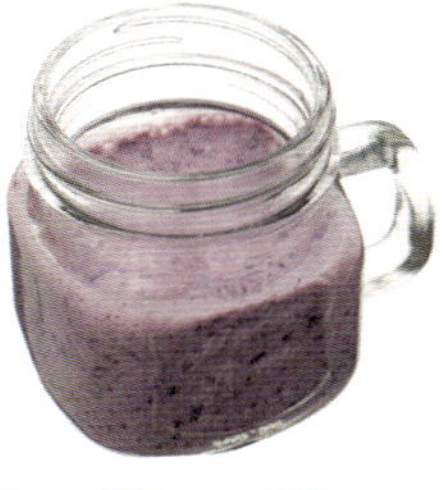

たんぱく質	ビタミンB	鉄	亜鉛
4.0 g	0.3 mg	0.1 mg	0.5 mg

豆苗ドライカレー
レシピ⇒ 64ページ

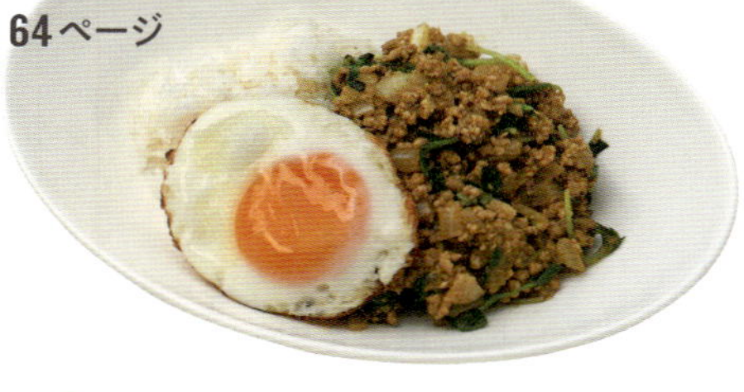

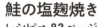

たんぱく質	ビタミンB	鉄	亜鉛	ビタミンD
28.7 g	1.4 mg	4.3 mg	6.2 mg	1.1 µg

DINNER

夜

ボリュームメニューなので
主食を控えても

黒酢の酢豚

レシピ⇒ 71ページ

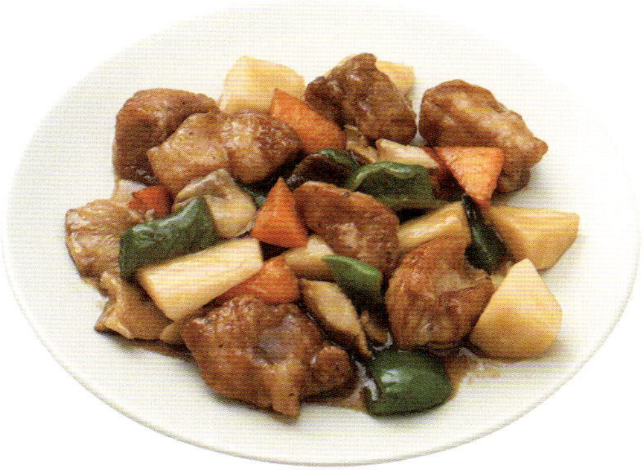

たんぱく質 23.1 g
ビタミンB 2.2 mg
鉄 1.6 mg
亜鉛 3.5 mg
ビタミンD 0.3 μg

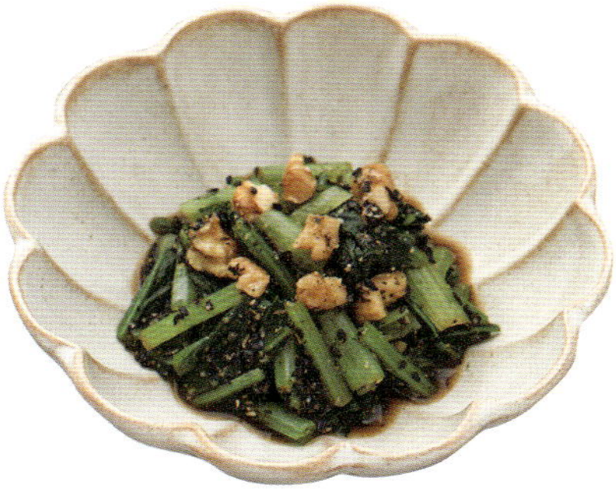

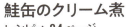

小松菜のくるみごまあえ

レシピ⇒ 55ページ

たんぱく質 6.4 g
ビタミンB 2.0 mg
鉄 4.6 mg
亜鉛 1.4 mg

鮭缶のクリーム煮

レシピ⇒ 84ページ

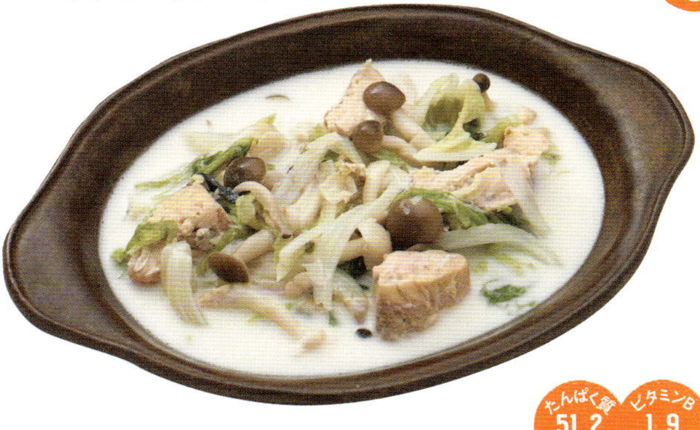

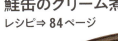

たんぱく質 51.2 g
ビタミンB 1.9 mg
鉄 1.9 mg
亜鉛 3.2 mg
ビタミンD 16.4 μg

5日目

作ることが楽しくなってくる

朝・昼・夜とバランスよく食事をとる習慣がついてきましたか？　お昼のハンバーグに使っている鶏レバーは、豚レバーに比べてやわらかく、ミンチにしやすいです。チーズをのせることによって、レバーっぽく感じずおいしくいただけます。

朝 BREAKFAST

アボカドには良質な脂肪酸が含まれています

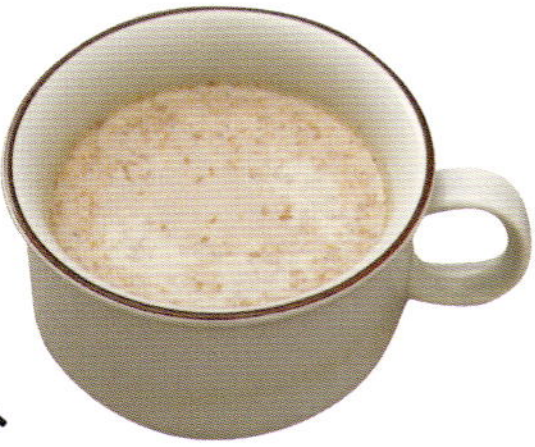

ホット ソイごまココア

レシピ⇒ 58ページ

たんぱく質 10.6 g ／ ビタミンB 0.5 mg ／ 鉄 4.1 mg ／ 亜鉛 1.6 mg

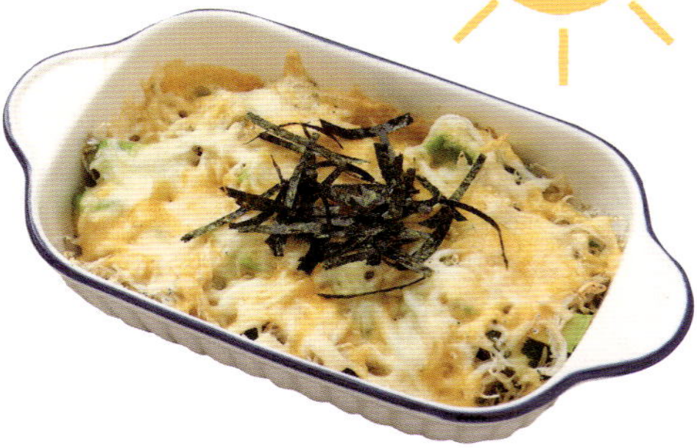

しらすとアボカドのチーズ焼き

レシピ⇒ 49ページ

たんぱく質 31.2 g ／ ビタミンB 1.2 mg ／ 鉄 1.5 mg ／ 亜鉛 3.7 mg ／ ビタミンD 6.7 μg

昼 LUNCH

冷たいそうめんには温かい汁ものをつけて胃を活発に

さば缶の卵の花汁

レシピ⇒ 56ページ

たんぱく質 28.0 g ／ ビタミンB 5.6 mg ／ 鉄 2.5 mg ／ 亜鉛 1.5 mg ／ ビタミンD 4.9 μg

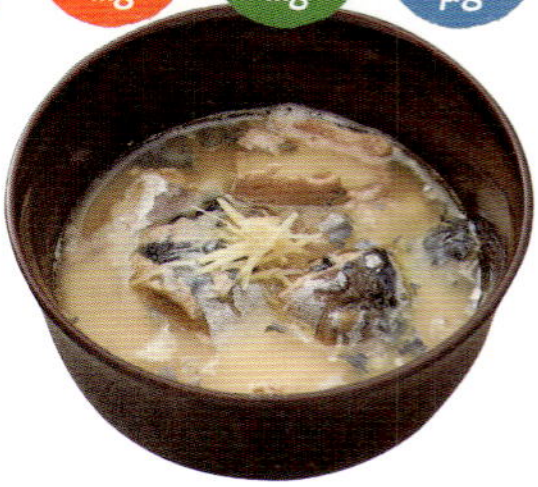

ネバネバそうめん

レシピ⇒ 62ページ

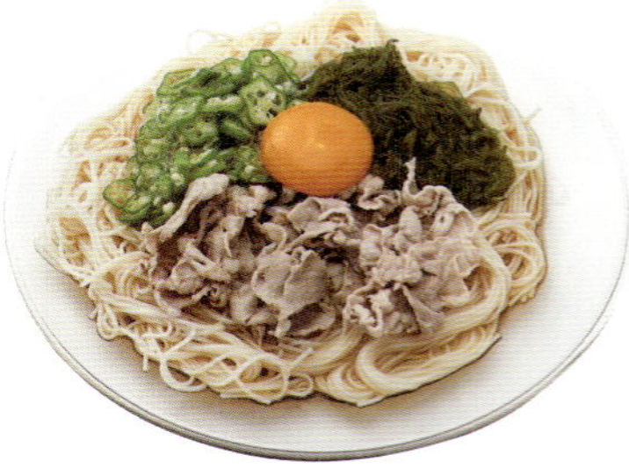

たんぱく質 22.1 g ／ ビタミンB 1.3 mg ／ 鉄 2.8 mg ／ 亜鉛 2.6 mg ／ ビタミンD 1.3 μg

DINNER

夜

ミネストローネは多めに作って
翌朝の朝食にも

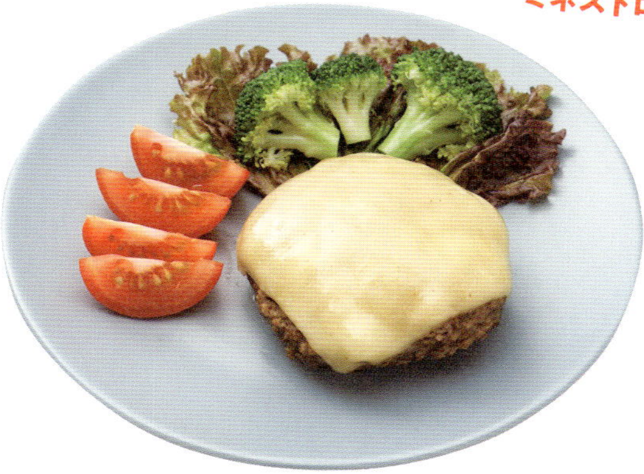

レバー入りハンバーグ

レシピ⇒ 77ページ

たんぱく質 40.7 g ／ ビタミンB 2.8 mg ／ 鉄 8.2 mg ／ 亜鉛 7.6 mg ／ ビタミンD 0.4 μg

厚揚げときのこの煮物

レシピ⇒ 93ページ

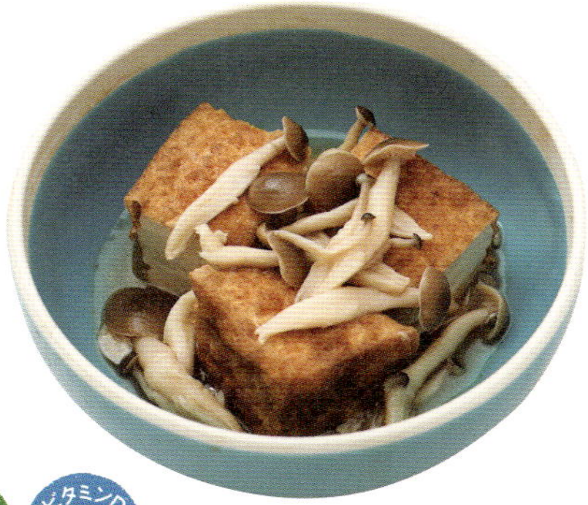

たんぱく質 12.8 g ／ ビタミンB 0.4 mg ／ 鉄 2.9 mg ／ 亜鉛 1.4 mg ／ ビタミンD 0.3 μg

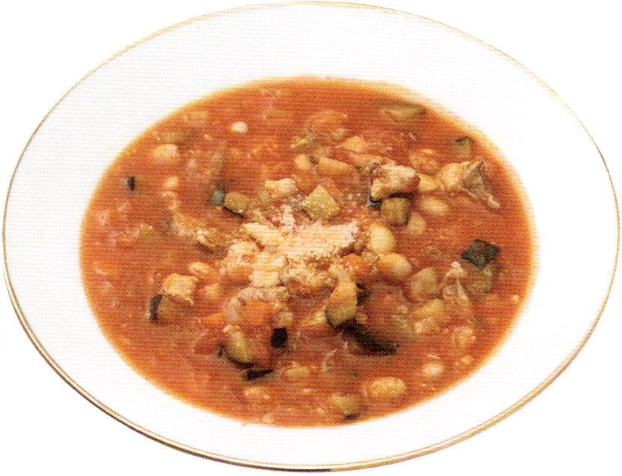

鶏のミネストローネ

レシピ⇒ 96ページ

たんぱく質 31.1 g ／ ビタミンB 1.5 mg ／ 鉄 3.7 mg ／ 亜鉛 3.4 mg

6日目

食べると力がわいて元気に

ここまでくると自分で料理して、食事をきちんととることが習慣になってきたのではないでしょうか。また、多めに作って活用したり、食べきれなかった料理をアレンジしたりすることも続けるコツです。

朝 BREAKFAST

前日夜のミネストローネが煮込まれてさらにおいしく

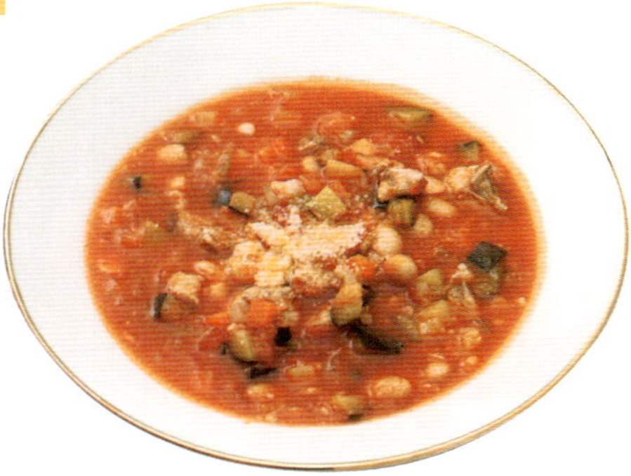

鶏のミネストローネ

レシピ⇒ 96ページ

たんぱく質 31.1g　ビタミンB 1.5mg　鉄 3.7mg　亜鉛 3.4mg

昼 LUNCH

ミートボールの中のチーズが溶けてまろやかな味わいに

ミートボールのトマトパスタ

レシピ⇒ 63ページ

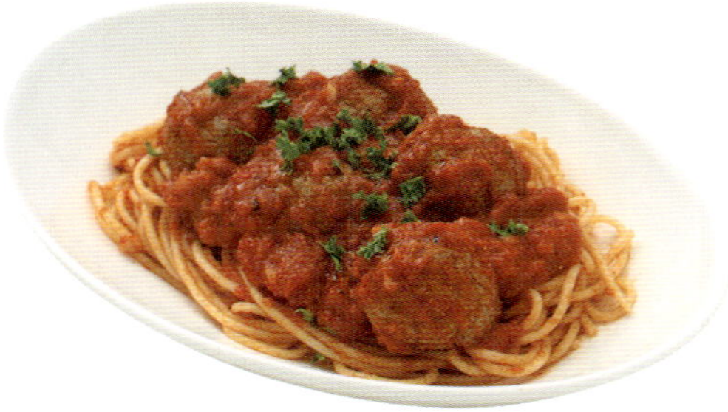

たんぱく質 30.0g　ビタミンB 1.5mg　鉄 3.7mg　亜鉛 6.2mg　ビタミンD 0.3μg

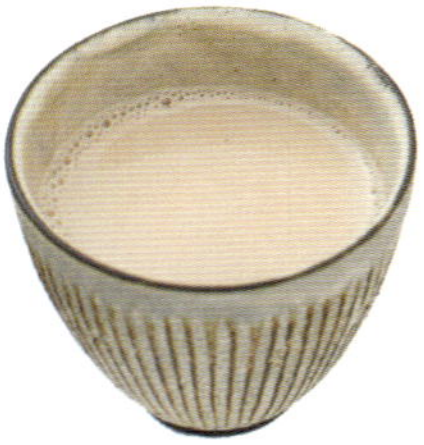

ホットソイチャイ

レシピ⇒ 58ページ

たんぱく質 3.6g　ビタミンB 0.1mg　鉄 1.2mg　亜鉛 0.3mg

DINNER
夜

魚料理がメインでも
食べ応え＆たんぱく質たっぷり

かつおのガーリックソテー

レシピ⇒ 86ページ

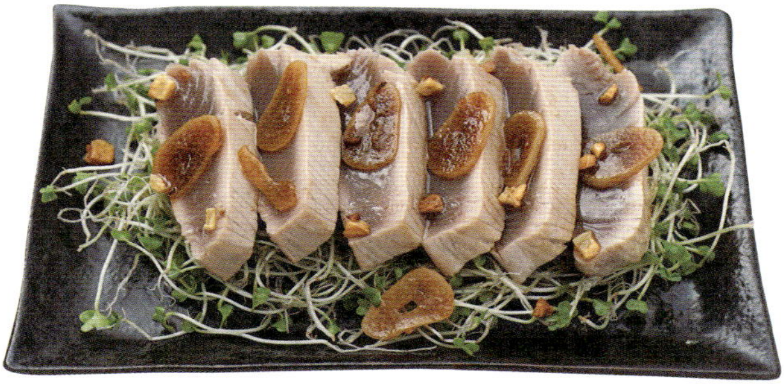

たんぱく質 26.8 g / ビタミンB 1.3 mg / 鉄 2.3 mg / 亜鉛 1.1 mg / ビタミンD 9.0 µg

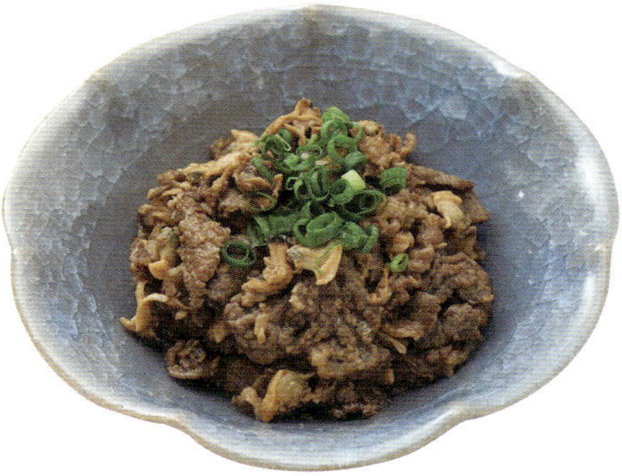

牛肉とあさりの甘辛煮

レシピ⇒ 90ページ

たんぱく質 20.3 g / ビタミンB 0.5 mg / 鉄 11.6 mg / 亜鉛 3.7 mg / ビタミンD 0.1 µg

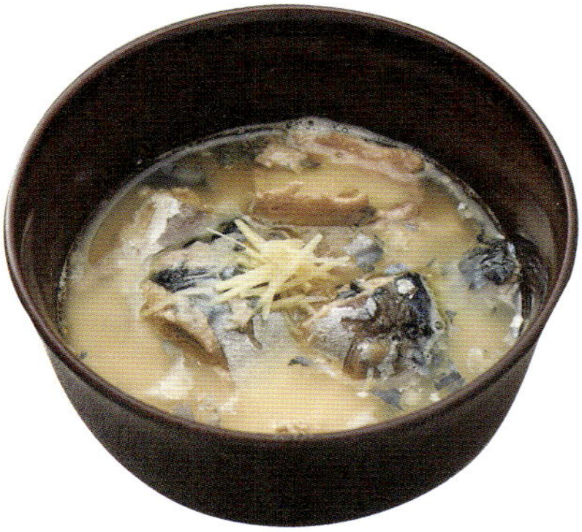

さば缶の卵の花汁

レシピ⇒ 56ページ

たんぱく質 28.0 g / ビタミンB 5.6 mg / 鉄 2.5 mg / 亜鉛 1.5 mg / ビタミンD 4.9 µg

7日目

楽しく習慣にしていこう

気がつけば体の調子がよくなって元気が出てきていませんか？　最後に登場する焼肉は、手軽にたんぱく質がとれる強い味方。市販のたれは糖分が多いので手作りだれでたっぷり食べましょう。

BREAKFAST

朝

雑炊はまだ目覚めてない胃にもやさしい料理です

豚とあさりの雑炊

レシピ⇒ 44ページ

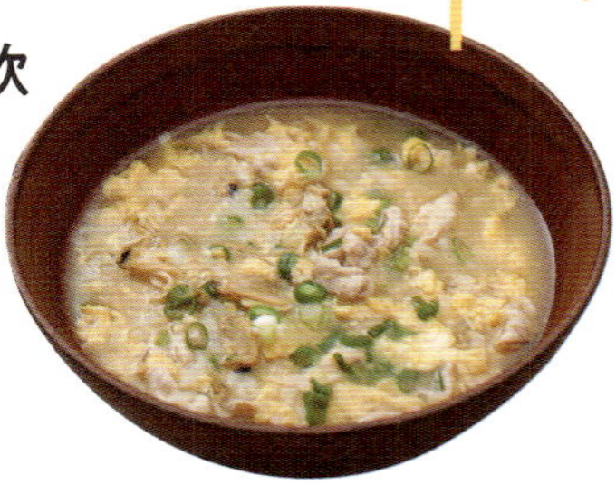

たんぱく質	ビタミンB	鉄	亜鉛	ビタミンD
41.9 g	3.1 mg	18.4 mg	5.0 mg	1.1 μg

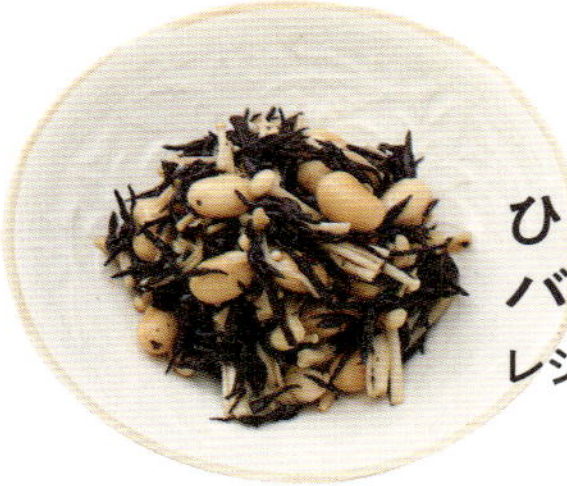

ひじきと大豆のバターしょうゆあえ

レシピ⇒ 54ページ

たんぱく質	ビタミンB	鉄	亜鉛	ビタミンD
9.3 g	0.6 mg	6.6 mg	1.1 mg	0.7 μg

LUNCH

昼

外食はどうしても栄養が偏りがちに。お弁当作りにもトライ

豆腐と卵のふわふわ汁

レシピ⇒ 56ページ

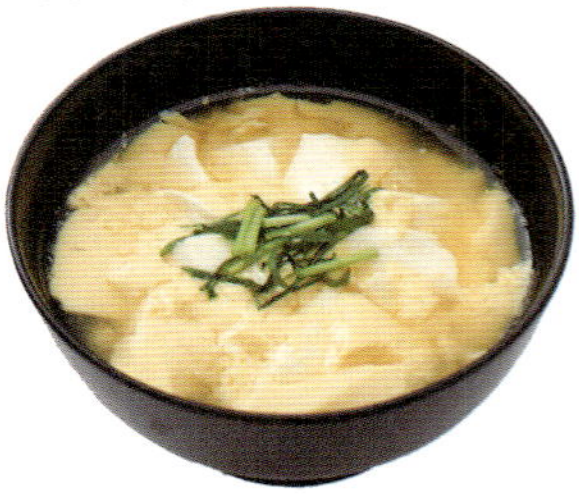

たんぱく質	ビタミンB	鉄	亜鉛	ビタミンD
7.7 g	0.4 mg	1.2 mg	0.9 mg	0.5 μg

いわしの蒲焼き弁当

レシピ⇒ 65ページ

たんぱく質	ビタミンB	鉄	亜鉛	ビタミンD
18.6 g	0.8 mg	2.1 mg	2.1 mg	25.6 μg

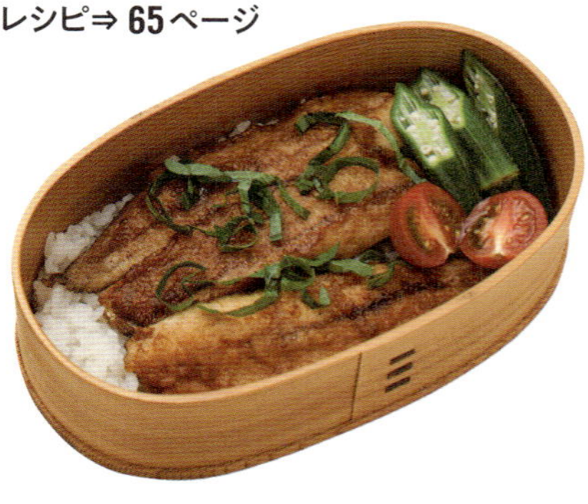

DINNER

夜

焼肉は葉野菜も一緒にとると
消化がよくなります

焼肉 手作りごまだれ

レシピ⇒ 69ページ

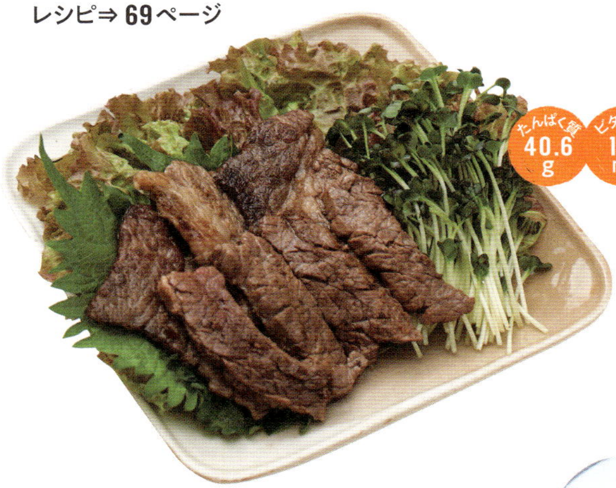

たんぱく質 40.6 g
ビタミンB 1.7 mg
鉄 7.9 mg
亜鉛 14.0 mg
ビタミンD 0.4 μg

わかめとえのきの ツナサラダ

レシピ⇒ 53ページ

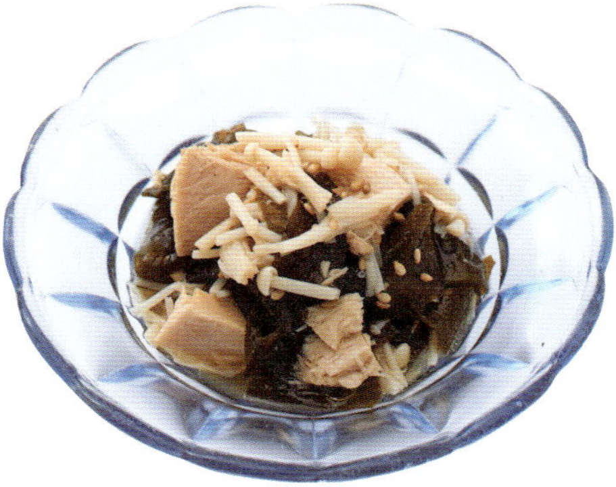

たんぱく質 30.8 g
ビタミンB 1.0 mg
鉄 2.6 mg
亜鉛 1.5 mg
ビタミンD 3.5 μg

料理作りはゆるくがちょうどいい

栄養を補うために、毎日栄養のある食事を作らなければいけない、とプレッシャーを感じてしまう人もいると思います。食事は心を満たしてくれる面もありますので、栄養面だけに偏ると味気のないものになってしまいます。また、気の向かない日にきっちり作らないといけないと思うと、食事作りが負担になってしまいます。無理せず、缶詰、カット野菜、冷凍食品などを利用して、気長に取り組んでほしいと思います。ほどほど加減、ゆるくがちょうどいいのかもしれません。

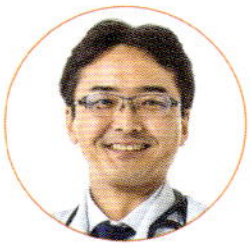

著者
大塚 亮 Ryo Otsuka

大塚医院院長。医学博士。循環器専門医。オーソモレキュラー・ニュートリションドクター（OND）認定医。日本オリーブオイルソムリエ協会認定ジュニアオリーブオイルソムリエ。1971年生まれ。大阪市立大学医学部卒業。大阪市立大学医学部附属病院循環器内科、ニューヨーク州 Columbia Presbyterian Medical Center、西宮渡辺心臓血管センター勤務を経て、大塚医院に勤務、2014年同医院の院長となる。日本内科学会・日本循環器学会・日本心臓病学会・日本抗加齢医学会に所属。

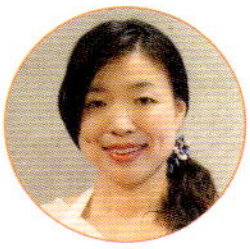

レシピ・料理制作
小林浩子 Hiroko Kobayashi

管理栄養士。ハッピー食卓プラネット代表。1971年新潟県生まれ。東京農業大学農学部卒。区立保育園の栄養士を経て、結婚後子育てに専念するも、長女が極端な偏食に。発達障害と診断され、のちに発達障害と食の関係を学ぶ。同じ悩みを持つお母さんたちの一助になればと、2015年に発達障害の食事を普及する活動を始める。現在は湘南で料理教室、レシピ開発、講演会講師、SNS発信ほか、株式会社 Fcreation主催「発達凸凹アカデミー」の食事療法講師を担当している。

撮影／増元幸司
デザイン／中山詳子
文／大橋美貴子
イラスト／野村彩子
校正／DarkDesign Institute
編集／入江弘子

協力 ｜ ナチュレライフ編集部

「自然の恵みで健康・キレイになる」をテーマに食・コスメ・情報を提供するライフスタイルブランド。可能な限り添加物を使用しない健康食品やコスメをはじめ、医師や農業法人とのコラボレーションによるハイクオリティで身体に優しい商品を展開。

ナチュレライフ　検索　

食事を変えてラクラク解決！
脱うつレシピ

2019年11月4日初版発行
2020年11月6日第2刷発行

著　者／大塚 亮
発行者／川口秀樹
発行所／株式会社三空出版（みくしゅっぱん）
〒102-0093　東京都千代田区平河町 2-12-2-6F-B
TEL：03-5211-4466　　FAX：03-5211-8483　http://mikupub.com
印刷・製本／シナノ書籍印刷株式会社

©Ryo Otsuka 2019 Printed in Japan　ISBN 978-4-944063-69-7
※本書は著作権法上の保護を受けています。本書の一部あるいは全部につきまして(株)三空出版から許諾を得ずに、無断で複写・複製することは禁じられています。
※落丁・乱丁本は、お手数ですが購入書店名を明記のうえ、小社宛にお送りください。送料小社負担にてお取り替えいたします。